Kohlhammer

Arbeitshilfen der DKG

Deutsche
Krankenhausgesellschaft e.V. (Hrsg.)

Empfehlungen zur Aufklärung von Krankenhauspatienten über vorgesehene ärztliche Maßnahmen

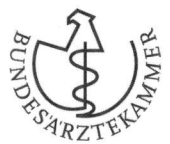

Unter Mitwirkung der
Bundesärztekammer

8., erweiterte und aktualisierte Auflage

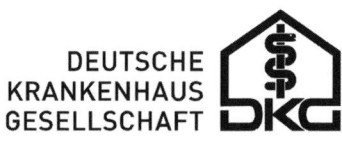

Verlag W. Kohlhammer

Dieses Werk einschließlich aller seiner Teile ist urheberrechtlich geschützt. Jede Verwendung außerhalb der engen Grenzen des Urheberrechts ist ohne Zustimmung des Verlags unzulässig und strafbar. Das gilt insbesondere für Vervielfältigungen, Übersetzungen, Mikroverfilmungen und für die Einspeicherung und Verarbeitung in elektronischen Systemen.

Die Wiedergabe von Warenbezeichnungen, Handelsnamen und sonstigen Kennzeichen in diesem Buch berechtigt nicht zu der Annahme, dass diese von jedermann frei benutzt werden dürfen. Vielmehr kann es sich auch dann um eingetragene Warenzeichen oder sonstige geschützte Kennzeichen handeln, wenn sie nicht eigens als solche gekennzeichnet sind.

Es konnten nicht alle Rechtsinhaber von Abbildungen ermittelt werden. Sollte dem Verlag gegenüber der Nachweis der Rechtsinhaberschaft geführt werden, wird das branchenübliche Honorar nachträglich gezahlt.

Dieses Werk enthält Hinweise/Links zu externen Websites Dritter, auf deren Inhalt der Verlag keinen Einfluss hat und die der Haftung der jeweiligen Seitenanbieter oder -betreiber unterliegen. Zum Zeitpunkt der Verlinkung wurden die externen Websites auf mögliche Rechtsverstöße überprüft und dabei keine Rechtsverletzung festgestellt. Ohne konkrete Hinweise auf eine solche Rechtsverletzung ist eine permanente inhaltliche Kontrolle der verlinkten Seiten nicht zumutbar. Sollten jedoch Rechtsverletzungen bekannt werden, werden die betroffenen externen Links soweit möglich unverzüglich entfernt.

8., erweiterte und aktualisierte Auflage 2021

Alle Rechte vorbehalten
© W. Kohlhammer GmbH, Stuttgart

Urheber des Werkes:
Deutsche Krankenhausgesellschaft e.V.
Wegelystr. 3, 10623 Berlin
Verantwortlich: Dezernat IV
Tel. +49 30 39 801-0
Fax +49 30 39 801-3000
www.dkgev.de

Print:
ISBN 978-3-17-038272-5

Gesamtherstellung: W. Kohlhammer GmbH, Stuttgart

Inhalt

Vorwort VII

Teil I   Grundlagen der Aufklärung 1

Teil II   Leitsätze zum Aufklärungsgespräch 5
1. Aufklärungspflichtiger 5
2. Form der Aufklärung (persönlich/Telefonat/Merkblätter) 10
3. Art und Weise der Aufklärung (verständlich für medizinische Laien) ... 15
4. Umfang des Aufklärungsgesprächs 17
   a. Grundaufklärung 18
   b. Außenseiter-/Neulandmethoden 19
   c. Bekannte / noch nicht allgemein bekannte Risiken 20
   d. Vorhersehbare Operationserweiterung 21
   e. Risiken einer Folgebehandlung 21
   f. Ausbildungs-/Erfahrungsstand der operierenden Ärzte 22
   g. Anderer Operateur 23
   h. Operationsdauer 24
   i. Bestimmte Risiken im Einzelnen 24
   j. Diagnostische Eingriffe 29
5. Risikoaufklärung 31
6. Aufklärung über alternative Behandlungsmethoden 36
   a. Allgemeine Grundsätze 37
   b. Konkrete Beispiele 39
   c. Im Bereich der Geburtshilfe 41
   d. Im Bereich der psychotherapeutischen Behandlung 45
   e. Hinsichtlich anderenorts vorhandener Ausstattung 45
7. Aufklärung vor Arzneimittelgabe 46
8. Aufklärung bei Blutspenden/-entnahmen und Bluttransfusionen 48
   a. (Fremdnützige) Blutspende 49
   b. Medizinisch indizierte Blutentnahme 49
   c. Bluttransfusion 50

Empfehlungen zur Aufklärung der Krankenhauspatienten

9. Aufklärung von Lebendorganspendern 51
10. Aufklärung bei Impfungen 54
11. Aufklärung bei medizinisch nicht indizierten Eingriffen 56
12. Aufklärung im Rahmen genetischer Untersuchungen nach dem GenDG 58
13. Zeitpunkt der Aufklärung (und der Einwilligung) 60
14. Mutmaßliche Einwilligung 65
15. Einwilligungsunfähige Patienten 68
16. Minderjährige Patienten 71
17. Aufklärung fremdsprachiger Patienten/von Patienten mit Behinderung 74
18. Entbehrlichkeit der Aufklärung und Aufklärungsverzicht 78

Teil III Organisatorische Maßnahmen des Krankenhausträgers 81

Anhang

Auszug aus dem Gesetzentwurf zum Patientenrechtegesetz – § 630e BGB 83

Vorwort

Die Deutsche Krankenhausgesellschaft hatte mit dem erstmals 1980 herausgegebenen Muster einer Dienstanweisung an die Ärzte im Krankenhaus über die Aufklärung und Einwilligung der Patienten vor ärztlichen Eingriffen die Grundzüge zur ärztlichen Aufklärung dargestellt. Dieses Muster wurde abgelöst durch die „Richtlinien zur Aufklärung der Krankenhauspatienten über vorgesehene ärztliche Maßnahmen", in der die grundlegenden Anforderungen an das Aufklärungsgespräch dargestellt wurden. Seit der 4. Auflage trägt das Muster den Titel „Empfehlungen zur Aufklärung der Krankenhauspatienten über vorgesehene ärztliche Maßnahmen" und damit der Tatsache Rechnung, dass „Richtlinien" im medizinrechtlichen Sprachgebrauch als „von einer autorisierten Institution herausgegebene verbindliche Festlegungen" verstanden werden. Da es sich bei diesem Werk gerade nicht um eine solche Richtlinie im medizinrechtlichen Sinne handelt, wird es seitdem als „Empfehlung" bezeichnet.

Da die ärztliche Aufklärungspflicht nicht schematisch begriffen bzw. beurteilt werden kann, bedarf es zur Bestimmung ihres Umfanges und ihrer Grenzen sowie der Konsequenzen ihrer Verletzung einer umfassenden Auseinandersetzung mit der Rechtsprechung. Naturgemäß ist jedoch auch die Rechtsprechung dem Wandel der Zeit unterworfen bzw. entwickelt sich fort, so dass eine Kenntnis der aktuellen Rechtsprechung unumgänglich ist. Daran hat sich auch durch das Inkrafttreten des sog. Patientenrechtegesetzes (Gesetz zur Verbesserung der Rechte von Patientinnen und Patienten vom 20. Februar 2013, BGBl. Teil I Nr. 9, S. 277) nichts geändert, da die Regelung des § 630e BGB („Aufklärungspflichten") nur allgemeine Grundsätze der Aufklärung über vorgesehene ärztliche Maßnahmen zum Gegenstand hat, die der Vielschichtigkeit sowie Komplexität der Aufklärung an sich nicht gerecht werden können.

Da seit dem Erscheinen der Vorauflage im Jahre 2015 eine Vielzahl relevanter Entscheidungen zur Aufklärung ergangen ist, soll auch mit dieser Auflage ein umfassender Überblick über die jüngst ergangene Aufklärungsrechtsprechung gegeben werden.

Dabei wurde der bewährte Aufbau beibehalten, der sich in „Grundlagen der Aufklärung" (Teil I), „Leitsätze zum Aufklärungsgespräch" (Teil II) und „Organisatorische Maßnahmen des Krankenhausträgers" (Teil III) gliedert, da insbesondere durch die Untermauerung der Leitsätze zum Aufklärungsgespräch mit der jeweils aktuellen Rechtsprechung das Wesentliche auf einen Blick sichtbar gemacht und dadurch die Handhabbarkeit verbessert wird.

Empfehlungen zur Aufklärung der Krankenhauspatienten

Die Empfehlungen richten sich nicht nur an die Krankenhausärzte, sondern vor allem auch an den Krankenhausträger. Insofern wird empfohlen, dass der jeweilige Krankenhausträger unter Einbeziehung der (leitenden) Krankenhausärzte die notwendigen organisatorischen Maßnahmen zur Umsetzung der Empfehlungen sicherstellt und durch eine Dienstanweisung auf der Grundlage der Empfehlungen unterstützt.

Der Vorstand der Deutschen Krankenhausgesellschaft hat in seiner Sitzung am 16.06.2020 in Berlin der überarbeiteten Fassung zugestimmt. Die Bundesärztekammer hat dieser Fassung Anfang Juli 2020 zugestimmt.

Die Empfehlungen berücksichtigen die bis zu diesem Zeitpunkt veröffentlichte Rechtsprechung.

Berlin, im Juli 2020

Dr. Gerald Gaß
Präsident der Deutschen
Krankenhausgesellschaft

Dr. Klaus Reinhardt
Präsident der Bundesärztekammer

Teil I   Grundlagen der Aufklärung

Nach ständiger Rechtsprechung des Bundesgerichtshofs wird jeder ärztliche Eingriff in die körperliche Unversehrtheit als tatbestandsmäßige Körperverletzung angesehen. Der ärztliche Heileingriff ist damit grundsätzlich nur dann rechtmäßig, wenn der Patient über Bedeutung und Tragweite des Eingriffs im Wesentlichen aufgeklärt worden ist und nach erfolgter Aufklärung in den Eingriff eingewilligt hat. Von einer wirksamen Einwilligung kann nur ausgegangen werden, wenn der Patient weiß, worin er einwilligt; die Aufklärung als solche ist damit eine Voraussetzung einer wirksamen Einwilligung. Die wesentliche Funktion der Aufklärungspflicht liegt darin, das Selbstbestimmungsrecht des Patienten zu wahren. Einer ausdrücklichen Einwilligung bedarf es nur dann nicht, wenn der Eingriff zur Abwendung einer drohenden Gefahr für den Patienten sofort durchgeführt werden muss und die Einholung einer vorliegenden Einwilligungserklärung nicht möglich ist.

Als Voraussetzung für eine wirksame Einwilligung des Patienten in den Heileingriff ist dieser über Ziel, Tragweite, Notwendigkeit und Dringlichkeit, Art und Verlauf der ärztlichen Untersuchungs- oder Behandlungsmaßnahme, die Erfolgsaussichten sowie die mit dem Eingriff verbundenen Risiken und gegebenenfalls auch mögliche Behandlungsalternativen aufzuklären. Der Patient muss einerseits Kenntnis seiner Erkrankung und ihrer Gefahren, andererseits Kenntnis der Behandlung und ihrer unvermeidbaren Folgen haben, um sachgemäß abwägen und sich entscheiden zu können. Aufklärungsdefizite können den gesamten Heileingriff rechtswidrig werden lassen und deshalb zur Haftung des Arztes bzw. Krankenhausträgers führen.

Gesetzliche Verankerung der Aufklärungspflicht in § 630e BGB

Der Gesetzgeber hat die Aufklärungspflicht im Allgemeinen – abgesehen von einigen Spezialgesetzen (z.B. Arzneimittelgesetz, Transplantationsgesetz) – erst im Jahre 2013 im Rahmen des sog. Patientenrechtegesetzes (Gesetz zur Verbesserung der Rechte von Patientinnen und Patienten vom 20. Februar 2013, BGBl. Teil I Nr. 9, S. 277) gesetzlich verankert. Die entsprechende Regelung findet sich in § 630e BGB und lautet wie folgt:

„§ 630e
Aufklärungspflichten

(1) Der Behandelnde ist verpflichtet, den Patienten über sämtliche für die Einwilligung wesentlichen Umstände aufzuklären. Dazu gehören insbesondere Art, Umfang, Durchführung, zu erwartende Folgen und Risiken der Maßnahme sowie ihre Notwendigkeit, Dringlichkeit, Eignung und Erfolgsaussichten im Hinblick auf die Diagnose oder die Therapie. Bei der Aufklärung ist auch auf Alternativen zur Maßnahme hinzuweisen, wenn mehrere medizinisch gleichermaßen indizierte und übliche

Empfehlungen zur Aufklärung der Krankenhauspatienten

Methoden zu wesentlich unterschiedlichen Belastungen, Risiken oder Heilungschancen führen können.

(2) Die Aufklärung muss

1. mündlich durch den Behandelnden oder durch eine Person erfolgen, die über die zur Durchführung der Maßnahme notwendige Ausbildung verfügt; ergänzend kann auch auf Unterlagen Bezug genommen werden, die der Patient in Textform erhält,

2. so rechtzeitig erfolgen, dass der Patient seine Entscheidung über die Einwilligung wohlüberlegt treffen kann,

3. für den Patienten verständlich sein.

Dem Patienten sind Abschriften von Unterlagen, die er im Zusammenhang mit der Aufklärung oder Einwilligung unterzeichnet hat, auszuhändigen.

(3) Der Aufklärung des Patienten bedarf es nicht, soweit diese ausnahmsweise aufgrund besonderer Umstände entbehrlich ist, insbesondere wenn die Maßnahme unaufschiebbar ist oder der Patient auf die Aufklärung ausdrücklich verzichtet hat.

(4) Ist nach § 630d Absatz 1 Satz 2 die Einwilligung eines hierzu Berechtigten einzuholen, ist dieser nach Maßgabe der Absätze 1 bis 3 aufzuklären.

(5) Im Fall des § 630d Absatz 1 Satz 2 sind die wesentlichen Umstände nach Absatz 1 auch dem Patienten entsprechend seinem Verständnis zu erläutern, soweit dieser aufgrund seines Entwicklungsstandes und seiner Verständnismöglichkeiten in der Lage ist, die Erläuterung aufzunehmen, und soweit dies seinem Wohl nicht zuwiderläuft. Absatz 3 gilt entsprechend."

Mit diesem Gesetz hat der Gesetzgeber – ausweislich seiner Begründung, die im **Anhang** abgedruckt ist – das Ziel verfolgt, die bestehenden Patientenrechte zu verankern. Es handelt sich also im Wesentlichen um eine Kodifizierung und nicht um Neuregelungen. Dies gilt auch hinsichtlich der Regelung des § 630e BGB, die nur allgemeine Grundsätze der Aufklärung über vorgesehene ärztliche Maßnahmen zum Gegenstand hat.

Maßgeblichkeit der gerichtlichen Entscheidungen

Welche Anforderungen an ein ordnungsgemäßes Aufklärungsgespräch zu stellen sind, lässt sich daher – auch weiterhin – insbesondere aus der höchstrichterlichen Rechtsprechung ableiten, da Ausmaß und Grenzen der ärztlichen Aufklärungspflicht in einer umfangreichen Spruchpraxis der Gerichte entwickelt werden.

In derartigen Arzthaftungsprozessen spielen Vorwürfe von Aufklärungsdefiziten wegen einer möglichen Beweislastumkehr eine entscheidende Rolle.

Der Krankenhausträger hat dafür Sorge zu tragen, dass die von der Rechtsprechung entwickelten Grundsätze zur Aufklärung der Patienten bei der Durchführung ärztlicher Untersuchungs- oder Behandlungsmaßnahmen beachtet werden. Jeder Arzt muss sein Aufklärungsgespräch an den Anforderungen dieser Rechtsprechung ausrichten. Da das Aufklärungsgespräch und die Einwilligung des Patienten von rechtserheblicher Bedeutung sind, ist insoweit eine hinreichende Dokumentation unverzichtbar.

Nicht Gegenstände dieser Empfehlungen sind

- die **Sicherungsaufklärung** (Aufklärung nach einer ärztlichen Untersuchungs- und Behandlungsmaßnahme) zur Gewährleistung des Behandlungserfolges bzw. der Vermeidung von Gesundheitsschäden[1],

- die **Diagnoseaufklärung** (Aufklärung des Patienten über die Art und Schwere seines Leidens unabhängig von der Einwilligung in einen diagnostischen oder therapeutischen Eingriff),

- die **wirtschaftliche Aufklärungspflicht** des Krankenhausträgers (Aufklärung des Patienten über die Ersatzfähigkeit von notwendigen Heilbehandlungskosten) sowie

- die Besonderheiten der Aufklärung im Rahmen einer **Zwangsbehandlung** (insbesondere bei Unterbringung in einem psychiatrischen Krankenhaus).

Teil II „Leitsätze zum Aufklärungsgespräch"

Im folgenden Teil II „Leitsätze zum Aufklärungsgespräch" sind die von der Rechtsprechung entwickelten Grundzüge bezüglich der Anforderungen an eine ordnungsgemäße Aufklärung in Form von Leitsätzen zusammengefasst. Die diesen Leitsätzen zugrundeliegende Rechtsprechung des Bundesgerichtshofs (BGH) und – soweit einschlägige Urteile des BGH nicht vorliegen – der Oberlandesgerichte (OLG) ist auszugsweise als Hilfestellung für den Arzt zur Durchführung des Aufklärungsgesprächs im Einzelfall zusammengefasst.

---

[1] Wie bereits in diesem Teil I dargestellt, ist das sog. Patientenrechtegesetz, in dessen Rahmen die auf den konkreten Eingriff bezogenen Aufklärungspflichten in § 630e BGB kodifiziert worden sind, am 26. Februar 2013 in Kraft getreten. Neu ist in diesem Zusammenhang seitdem, die Informationspflichten im Sinne der Sicherungsaufklärung in § 630c Abs. 2 BGB einer Regelung zuzuführen und damit begrifflich von den auf den konkreten Eingriff bezogenen Aufklärungspflichten zu unterscheiden. Inhaltlich sind diese Informationspflichten jedoch mit den insoweit von der Rechtsprechung entwickelten Grundsätzen identisch.

Empfehlungen zur Aufklärung der Krankenhauspatienten

Teil III „Organisatorische Maßnahmen des Krankenhausträgers"

Teil III „Organisatorische Maßnahmen des Krankenhausträgers" enthält sodann eine Aufzählung organisatorischer Maßnahmen des Krankenhausträgers, die zur Sicherstellung einer ausreichenden Aufklärung von Patienten im Krankenhaus vor der Durchführung ärztlicher Untersuchungs- und Behandlungsmaßnahmen erforderlich sind.

Teil II Leitsätze zum Aufklärungsgespräch

1. Aufklärungspflichtiger

Die Durchführung der Aufklärung obliegt dem Arzt; sie darf nicht an nichtärztliches Hilfspersonal delegiert werden. Zwar muss es sich bei dem aufklärenden Arzt nicht um den Arzt handeln, der letztlich den Eingriff vornimmt. Dieser hat jedoch in jedem konkreten Einzelfall sicherzustellen, dass eine vollständige Aufklärung durch einen anderen sachkundigen Arzt stattgefunden hat. Zusätzlich ist der Nachweis zu erbringen, dass der behandelnde Arzt sich über Eignung und Zuverlässigkeit des aufklärenden Arztes vergewissert hat. Der Chefarzt, der die Risikoaufklärung einem nachgeordneten Arzt überträgt, muss organisatorische Maßnahmen ergreifen, um eine ordnungsgemäße Aufklärung sicherzustellen, und diese kontrollieren. Wirken mehrere Ärzte im Rahmen einer Behandlung zusammen, so sollte in der Regel jeder von ihnen für seinen Eingriff aufklären. Die Aufklärung kann auch durch eine andere Person erfolgen, die über die zur Durchführung der Maßnahme notwendige Ausbildung verfügt.[2]

Rechtsprechung

- Die Aufklärungspflicht trifft jeden Arzt für die Behandlungsaufgabe, die er durchführt, insbesondere den Operateur für die mit der Operation verbundenen Fragen.
  OLG Köln, Urteil vom 1. Juni 2005, Az: 5 U 91/03, VersR 2006, S. 124

---

[2] Möglicherweise kann die Aufklärung auch durch einen Medizinstudenten im praktischen Jahr erfolgen, vorausgesetzt, die Durchführung entspricht seinem Ausbildungsstand und erfolgt unter Anleitung, Aufsicht und Verantwortung des ausbildenden Arztes. Ob dies rechtssicher ist, ist allerdings nicht eindeutig geklärt. In den entscheidenden Gesetzesmaterialien des Gesundheitsausschusses zum Patientenrechtegesetz (BT-Drucksache 17/11710 vom 28.11.2012, S. 28) wird erklärt, dass die Aufklärung durch eine Person erfolgen darf, „*die aufgrund ihrer abgeschlossenen fachlichen Ausbildung die notwendige theoretische Befähigung zur Durchführung der vorgesehenen Maßnahme erworben hat, auch wenn sie möglicherweise noch nicht das Maß an praktischer Erfahrung aufweist, das für die eigenständige Durchführung der Maßnahmen selbst unverzichtbar ist*". In der Literatur wird diese Formulierung unterschiedlich gewertet und entsprechende Rechtsprechung dazu liegt noch nicht vor.

Sollte einem Medizinstudenten im praktischen Jahr die Aufklärung übertragen werden, ist zu empfehlen, den Patienten unmissverständlich darauf hinzuweisen, dass noch offene Fragen auch mit dem Arzt besprochen werden können. Ferner sollte auf dem Aufklärungsbogen bzw. in der Akte dokumentiert werden, dass dieser Hinweis erfolgt ist.

Empfehlungen zur Aufklärung der Krankenhauspatienten

- Arbeiten Ärzte in einer Spezialklinik mit Ärzten einer anderen Universitätsklinik in der Weise zusammen, dass der Patient in der Spezialklinik untersucht, über erforderliche Heilmaßnahmen (hier: Pericardektomie bei so genanntem Panzerherz) beraten und auf den Eingriff vorbereitet wird, während die Operation nach Abstimmung zwischen den Ärzten der Universitätsklinik vorgenommen wird, ist es mindestens auch Aufgabe der Ärzte der Spezialklinik, den Patienten umfassend über Verlauf, Risiken und Erfolgsaussichten des Eingriffs aufzuklären.

    Anmerkung: *Nach dem zugrundeliegenden Behandlungsvertrag der Spezialklinik umfasste dieser gerade auch die Unterrichtung über die Art der Operation, deren spezifische Risiken und Erfolgsaussichten.*

    BGH, Urteil vom 8. Mai 1990, Az: VI ZR 227/89, NJW 1990, S. 2929

- Ist ein spezialisiertes Krankenhaus (Brustzentrum) in die Frage der Indikation einer nur elektiven Mastektomie (wegen Krebsangst) maßgeblich eingebunden, so obliegt die Aufklärung der Patientin sowohl über die spezifischen Risiken der Operation als auch über die Frage der Indikation an sich den operierenden Ärzten des Brustzentrums. Die Ärzte des Brustzentrums dürfen sich nicht darauf verlassen, dass eine gegenüber dem niedergelassenen Gynäkologen erklärte Einwilligung auf einer sachgerechten Aufklärung beruht.

    Anmerkung: *Der niedergelassene Gynäkologe hatte gerade wegen der Schwierigkeit der Indikation das Brustzentrum eingeschaltet und die Patientin sodann im umfassenden Sinne in die ärztliche Verantwortung des Brustzentrums übergeben.*

    OLG Köln, Urteil vom 17. März 2010, Az: 5 U 51/09, VersR 2011, S. 81

- Der mit einer bestimmten Operation (Testovarektomie) beauftragte (hinzugezogene) Chirurg darf darauf vertrauen, dass der zuweisende Arzt (Direktor einer medizinischen Universitätsklinik) die Operationsindikation zutreffend gestellt und der Patient nach gehöriger Aufklärung über die Sinnhaftigkeit des Eingriffs und die infrage kommenden Behandlungsalternativen eingewilligt hat. Der beauftragte Chirurg ist in diesem Falle lediglich für die Aufklärung über die seinen Eingriff unmittelbar betreffenden spezifischen Risiken verantwortlich. Zeigt sich allerdings intraoperativ ein Befund, der durchgreifende Zweifel an der Richtigkeit der Indikation und/oder der Aufklärung weckt, muss er den Eingriff zur Behebung der Zweifel jedenfalls dann abbrechen, wenn durch dessen Fortführung nicht rückgängig zu machende schwerwiegende körperliche Veränderungen bewirkt werden.

    OLG Köln, Beschluss vom 3. September 2008, Az: 5 U 51/08, VersR 2009, S. 1670

Teil II Leitsätze zum Aufklärungsgespräch

- Dass der Hausarzt einen bestimmten Eingriff für indiziert hält und den Patienten deshalb in ein Krankenhaus einweist, besagt nicht, dass er den Patienten über die mit dem Eingriff verbundenen allgemeinen und speziellen Risiken aufgeklärt hat. Es enthebt den dort weiterbehandelnden Arzt nicht von der Pflicht zur umfassenden Risikoaufklärung.
  OLG Koblenz, Beschluss vom 14. April 2005, Az: 5 U 1610/04, VersR 2006, 123

- Der Arzt darf die Durchführung der Aufklärung nicht an nichtärztliches Personal delegieren. Der die Aufklärung auf einen anderen Arzt übertragende Arzt hat durch geeignete organisatorische Maßnahmen und Kontrollen sicherzustellen, dass eine ordnungsgemäße Aufklärung durch den damit betrauten Arzt gewährleistet ist. D.h.:

  o Der Arzt muss sich etwa in einem Gespräch mit dem Patienten über dessen ordnungsgemäße Aufklärung vergewissern und/oder

  o der Arzt muss sich durch einen Blick in die Krankenakte vom Vorhandensein einer von Patient und aufklärendem Arzt unterzeichneten Einverständniserklärung vergewissern, dass eine für einen medizinischen Laien verständliche Aufklärung unter Hinweis auf die spezifischen Risiken des vorgesehenen Eingriffs erfolgt ist.

  o Einer Kontrolle bedarf es in jedem konkreten Einzelfall.

  Dies gilt erst recht, sofern der Chefarzt die Aufklärung an einen anderen Arzt delegiert. Überträgt er im Rahmen seiner Organisationspflicht die Aufklärung, darf er sich auf deren ordnungsgemäße Durchführung und insbesondere die Vollständigkeit der Aufklärung nur dann verlassen, wenn er hierfür ausreichende Anweisungen erteilt hat. Dazu gehört zum einen, dass er organisatorische Maßnahmen ergreift, um eine ordnungsgemäße Aufklärung durch den nicht operierenden Arzt sicherzustellen, und zum anderen, dass er Maßnahmen ergreift, um die ordnungsgemäße Umsetzung der von ihm erteilten Aufklärungsanweisungen zu überwachen.
  BGH, Urteil vom 7. November 2006, Az: VI ZR 206/05, MedR 2007, S. 169, KH 2007, S. 372

- Auch in Fällen schwieriger und seltener Eingriffe besteht durchaus die Möglichkeit der Delegation, jedoch nur unter der Voraussetzung, dass für solche Eingriffe entweder eine spezielle Aufklärungsanweisung existiert oder jedenfalls gewährleistet ist, dass sich der Operateur auf andere Weise, z.B. in einem Vorgespräch mit dem aufklärenden Arzt, vergewissert, dass dieser den Eingriff in seiner Gesamtheit erfasst hat, und dem Patienten die erforderlichen Entscheidungshilfen im Rahmen der Aufklärung geben kann.
  BGH, Urteil vom 7. November 2006, Az: VI ZR 206/05, MedR 2007, S. 169, KH 2007, S. 372

Empfehlungen zur Aufklärung der Krankenhauspatienten

- Eine Aufklärung durch einen Facharzt ist auch bei schwierigen Eingriffen rechtlich nicht zwingend erforderlich, zumal in der Regel die Indikation und das grundlegende operative Vorgehen in einem Vorgespräch mit einem erfahrenen Arzt besprochen werden. Grundsätzlich kann von einem mit einem Aufklärungsgespräch betrauten Arzt einer Station erwartet werden, dass er aufgrund seines Ausbildungsstandes oder aufgrund interner Instruktionen über die notwendigen fachlichen Kenntnisse verfügt, um den Patienten ordnungsgemäß zu informieren und Fragen zu beantworten.

    Anmerkung: Die bei der anstehenden Operation assistierende Assistenzärztin hatte die Aufklärung durchgeführt.

    OLG München, Urteil vom 18. November 2010, Az: 1 U 5334/09, GesR 2011, S. 235

- Es liegt kein Aufklärungsfehler vor, wenn die sachgerechte Aufklärung über die Operation durch einen Assistenzarzt (in der Weiterbildung) erfolgt, der entsprechende Operationen schon durchgeführt bzw. an ihnen teilgenommen hat.

    OLG Bremen, Urteil vom 13. Dezember 2018, Az: 5 U 10/17, GesR 2020, S. 103

- Auch ein Assistenzarzt darf den Patienten aufklären, wenn er aufgrund des Ausbildungsstandes in der Lage ist, die Erkrankung und die Behandlung zu beurteilen.

    OLG Bremen, Urteil vom 13. Dezember 2018, Az: 5 U 10/17, GesR 2020, S. 103

- Die Aufklärung kann einem Medizinstudenten im praktischen Jahr übertragen werden, wenn sie seinem Ausbildungsstand entspricht und unter Anleitung, Aufsicht und Verantwortung des ausbildenden Arztes stattfindet. Dies setzt nicht unbedingt voraus, dass der Arzt bei jedem Aufklärungsgespräch anwesend ist.

    OLG Karlsruhe, Urteil vom 29. Januar 2014, Az: 7 U 163/12, VersR 2014, S. 710, MDR 2014, S. 530

    Hinweis: Wie bereits im Rahmen der Fußnote am Ende des Leitsatzes unter Teil II 1. „Aufklärungspflichtiger" dargestellt, ist derzeit nicht klar, ob die Feststellung des OLG Karlsruhe, dass die Aufklärung auch durch einen Medizinstudenten im praktischen Jahr erfolgen kann, rechtssicher ist.

    In den entscheidenden Gesetzesmaterialien des Gesundheitsausschusses zum Patientenrechtegesetz (BT-Drucksache 17/11710 vom 28.11.2012, B. Besonderer Teil, zu Artikel 1, zu Nummer 4, zu § 630e, S. 28) wird erklärt, dass die Aufklärung durch eine Person erfolgen darf, „die aufgrund ihrer abgeschlossenen fachlichen Ausbildung die notwendige theoretische Befähigung zur Durchführung der vorgesehenen Maßnahme erworben hat, auch wenn sie möglicherweise noch nicht das Maß an praktischer Erfahrung aufweist, das für die eigenständige Durchführung der Maßnahmen selbst unverzichtbar ist." In der Literatur wird diese Formulierung unterschiedlich gewertet und entsprechende Rechtsprechung dazu liegt noch nicht vor.

    Sollte einem Medizinstudenten im praktischen Jahr die Aufklärung übertragen werden, ist zu empfehlen, den Patienten unmissverständlich darauf hinzuweisen, dass noch offene Fragen auch mit dem Arzt besprochen werden können. Ferner sollte auf dem Aufklärungsbogen bzw. in der Akte dokumentiert werden, dass dieser Hinweis erfolgt ist.

Teil II Leitsätze zum Aufklärungsgespräch

- Der aufklärungspflichtige Arzt hat nachzuweisen, dass er die von ihm geschuldete Aufklärung erbracht hat. Ebenso ist der Arzt beweisbelastet, wenn er sich darauf beruft, der Patient habe einer Aufklärung durch ihn nicht bedurft, weil er von anderer Seite hinreichend aufgeklärt worden ist.
BGH, Urteil vom 28. Februar 1984, Az: VI ZR 70/82, VersR 1984, S. 539

- Auch der Arzt, der nur die Aufklärung des Patienten über eine ihm angeratene Operation übernommen hat, kann diesem zum Ersatz des durch die Operation entstehenden Körperschadens verpflichtet sein, wenn die Aufklärung unvollständig und die Einwilligung des Patienten unwirksam war.
BGH, Urteil vom 22. April 1980, Az: VI ZR 37/79, NJW 1980, S. 1905
BGH, Urteil vom 21. Oktober 2014, Az: VI ZR 14/14, NJW 2015, S. 477

Empfehlungen zur Aufklärung der Krankenhauspatienten

**2. Form der Aufklärung
(persönlich/Telefonat/Merkblätter)**

Die Aufklärung muss mündlich im Rahmen eines individuellen Gesprächs mit dem Patienten erfolgen. Ergänzend kann auf Unterlagen Bezug genommen werden, die der Patient in Textform erhält.

In einfach gelagerten Fällen kann ein Aufklärungsgespräch unter Umständen telefonisch geführt werden. Dabei ist es von maßgeblicher Bedeutung, dass dem Patienten im Rahmen des Telefonates die Möglichkeit eröffnet wird, auch später noch jederzeit weitere Fragen in einem persönlichen Gespräch stellen zu können. Sofern die Aufklärung eines Elternteils telefonisch erfolgt (minderjähriger Patient), sollte der Arzt vor dem Eingriff die beiden anwesenden Elternteile (auf die Anwesenheit beider sollte bestanden werden) nochmals ausdrücklich fragen, ob noch Unklarheiten bestehen oder Fragen offen sind.

Die Aufklärung unter Verwendung von Merkblättern ist zulässig und sinnvoll; die Merkblätter können das erforderliche Arztgespräch jedoch nicht ersetzen. Der Arzt hat sich in jedem Fall davon zu überzeugen, ob der Patient die schriftlichen Hinweise gelesen und verstanden hat. Darüber hinaus muss dem Patienten die Möglichkeit gegeben werden, individuelle Fragen zu stellen.

Sofern der Patient im Zusammenhang mit der Aufklärung Unterlagen unterzeichnet hat, sind ihm davon Abschriften (Durchschriften/Kopien) auszuhändigen.

Rechtsprechung

- Der Patient soll eine allgemeine Vorstellung von dem Schweregrad des Eingriffs und von den Belastungen erhalten, denen er durch den Eingriff ausgesetzt wird. Es muss der verantwortungsvollen Führung des Aufklärungsgesprächs im Einzelfall überlassen werden, dies dem Patienten richtig darzustellen. Insoweit können dem Arzt keine rechtlichen Vorgaben gemacht werden, wie er dem Patienten ein zutreffendes Bild von dem Eingriff vermittelt.
  BGH, Urteil vom 7. Februar 1984, Az: VI ZR 174/82, BGHZ 90, S. 103

- In einfach gelagerten Fällen kann ein Patient – sofern er damit einverstanden ist – grundsätzlich auch im Rahmen eines telefonischen Gesprächs über die Risiken eines bevorstehenden Eingriffs (typische Risiken einer Anästhesie im Zusammenhang mit einem einfach gelagerten chirurgischen Eingriff) aufgeklärt werden. Ihm sollte allerdings stets die Möglichkeit eröffnet werden, auch zu einem späteren Zeitpunkt weitere Fragen im Rahmen eines persönlichen Gesprächs stellen zu können.

Teil II Leitsätze zum Aufklärungsgespräch

Handelt es sich bei dem Patienten um einen Minderjährigen, besteht ebenfalls die Möglichkeit, mit einem Elternteil ein telefonisches Aufklärungsgespräch zu führen, soweit sichergestellt ist, dass beide Elternteile vor dem Eingriff noch einmal persönlich anwesend sind, um nochmals Gelegenheit zu haben, Fragen zu stellen.
Bei komplizierten Eingriffen mit erheblichen Risiken ist eine telefonische Aufklärung in der Regel unzureichend.
BGH, Urteil vom 15. Juni 2010, Az: VI ZR 204/09, KH 2011, S. 604, MedR 2010, S. 857

- Das zum Zweck der Aufklärung erforderliche vertrauensvolle Gespräch zwischen Arzt und Patient, welches die Verwendung von Merkblättern nicht ausschließt, erfordert nicht in jedem Fall eine mündliche Erläuterung der Risiken. Die Tatsache, dass dem Patienten in ausreichender Weise Gelegenheit gegeben wird, Fragen an den Arzt zu dem bevorstehenden Eingriff zu stellen, ist zumindest bei Routineeingriffen (Impfung) ausreichend.
BGH, Urteil vom 15. Februar 2000, Az: VI ZR 48/99, NJW 2000, S.1748

- Die Verharmlosung schwerwiegender Risiken (hier: operativ bedingte Sehstörungen bis hin zur Gefahr der Erblindung bei endonasalen Siebeingriffen) in einem Aufklärungsmerkblatt wird nicht dadurch ausgeglichen, dass dem Patienten die Möglichkeit eingeräumt wird, den Arzt zu befragen, wenn er etwas nicht verstanden habe oder Einzelheiten wissen möchte.
BGH, Urteil vom 2. November 1993, Az: VI ZR 245/92, NJW 1994, S. 793

- Die Aushändigung und Unterzeichnung von Formularen und Merkblättern ersetzen nicht das erforderliche Aufklärungsgespräch und erst recht kann ihnen nicht entnommen werden, dass der Patient über ein nicht ausdrücklich erwähntes Risiko informiert worden ist.
BGH, Urteil vom 8. Januar 1985, Az: VI ZR 15/83, NJW 1985, S. 1399

- Die Indizwirkung einer schriftlichen Einwilligungserklärung auf dem Aufklärungsbogen reicht nicht aus, den dem Arzt obliegenden Beweis einer ordnungsgemäßen Aufklärung ohne weiteres als geführt anzusehen. Sie kann durch den substantiierten Vortrag des Patienten, auf Nachfrage während des Aufklärungsgesprächs sei die schriftliche Auskunft (Lähmung) relativiert worden (nur kurzfristige Lähmung), erschüttert werden.
BGH, Urteil vom 29. September 1998, Az: VI ZR 268/97, VersR 1999, S. 190

- Der aufklärungspflichtige Arzt hat nachzuweisen, dass er die von ihm geschuldete Aufklärung erbracht hat. An den dem Arzt obliegenden Beweis dürfen allerdings keine unbilligen und übertriebenen Anforderungen gestellt werden. Ist seine Darstellung in sich schlüssig und ist einiger Beweis für ein gewissenhaftes Aufklärungsgespräch erbracht, sollte dem Arzt im Zweifel geglaubt werden, dass die Aufklärung auch im Einzelfall in der gebotenen Weise geschehen ist. Dies gilt auch dann, wenn der Arzt erklärt, ihm sei das strittige Aufklärungsgespräch nicht im Gedächtnis geblieben, er verfahre aber in vergleichbaren Fällen immer nach ständiger und ausnahmsloser Übung. Einen wesentlichen Anhaltspunkt für die Tatsache, dass ein Aufklärungsgespräch stattgefunden hat, gibt dabei das von dem Arzt und dem Patienten unterzeichnete Formular, mit dem der Patient sein Einverständnis zu dem ärztlichen Eingriff gegeben hat.

BGH, Urteil vom 28. Januar 2014, Az: VI ZR 143/13, NJW 2014, S. 1527, VersR 2014, S. 588

- Der Nachweis einer ordnungsgemäßen Aufklärung erfordert insbesondere nicht, dass sich der Arzt an das konkrete Aufklärungsgespräch (Ort, Umstände, genauer Inhalt) erinnert. Es genügt, wenn der Arzt hinsichtlich des Inhalts eines Aufklärungsgespräches nur seine Aufklärungsübung schildert und die Eintragungen auf dem unterschriebenen Aufklärungsbogen mit den Angaben des Arztes in Einklang stehen.

OLG Koblenz, Urteil vom 12. April 2017, Az: 5 U 198/16, VersR 2018, S. 552

- Schriftliche Aufzeichnungen im Krankenblatt über die Durchführung des Aufklärungsgespräches und seinen wesentlichen Inhalt sind nützlich und dringend zu empfehlen.

BGH, Urteil vom 28. Januar 2014, Az: VI ZR 143/13, NJW 2014, S. 1527, VersR 2014, S. 588

- Dem Arzt muss es möglich sein, über den schriftlich dokumentierten Text (im Formular: Beschreibung einer Herzklappenoperation unter Aufrechterhaltung des Blutkreislaufs mit Hilfe einer Herz-Lungen-Maschine) hinausgehende Inhalte seines Aufklärungsgespräches (Hinweis auf Operationsmethode mit tiefhypothermem Kreislaufstillstand, d.h. bei abgeschalteter Herz-Lungen-Maschine) nachzuweisen. Dies gilt z.B. für den Fall, dass das sich realisierende Risiko in dem vom Patienten unterschriebenen Aufklärungsformular nicht erwähnt ist.

Anmerkung: Vorliegend war der Eingriff teilweise im tiefhypothermen Kreislaufstillstand durchgeführt worden. Dem Arzt wurde geglaubt, dass er mündlich darauf sowie auf die entsprechenden Risiken hingewiesen hatte, da er hinsichtlich der Risiken der angewendeten Methode besonders sensibilisiert war. Er hatte seine Ausbildung bei einem der Mitbegründer der Methode gemacht und insbesondere in den Anfangsjahren dieser Methode die Nebenwirkungen gesehen.

BGH, Urteil vom 28. Januar 2014, Az: VI ZR 143/13, NJW 2014, S. 1527, VersR 2014, S. 588

- Allein die Tatsache, dass ein Patient einen Aufklärungsbogen unterschrieben hat, erbringt keinen Beweis über die erfolgte Aufklärung, sofern der Aufklärungsbogen nur die Unterschrift des Patienten enthält und keine handschriftlichen Zusätze.

OLG Hamm, Urteil vom 27. Januar 1998, Az: 3 U 26/98

Teil II Leitsätze zum Aufklärungsgespräch

- Eine schriftliche Einverständniserklärung spricht maßgeblich dafür, dass die erforderliche mündliche Aufklärung über bestimmte Risiken stattgefunden hat, wenn der Patient nicht nur die Einverständniserklärung als solche unterschrieben hat, sondern zusätzlich die handschriftlich (in der Einverständniserklärung) angeführten Risiken gegengezeichnet hat.

  OLG Köln, Beschluss vom 20. Mai 2015, Az: 5 U 176/14, MedR 2016, S. 540

- Im Zusammenhang mit einem ausgefüllten und unterschriebenen Aufklärungsbogen reichen glaubhafte Zeugenangaben zum üblichen Inhalt eines Aufklärungsgespräches in der Regel zum Nachweis der Aufklärung aus.

  OLG München, Urteil vom 30. September 2004, Az: 1 U 3940/03, MedR 2006, S. 431

- Das Vorliegen eines individuell angelegten (mit handschriftlichen Worteintragungen und Zeichen) Einwilligungsdokuments, das von den Beteiligten des Aufklärungsgespräches unterschrieben ist, indiziert, dass die eingetragenen Punkte auch in dem geführten Arzt-Patienten-Gespräch zur Sprache gekommen sind.

  OLG Hamm, Hinweisbeschluss vom 31. Mai 2006, Az: 3 U 24/06, MedR 2006, S. 720

- Ein nicht ausgefülltes und nicht unterschriebenes Aufklärungsformular in der Krankenakte bildet ein Indiz nicht für, sondern gegen die Durchführung eines Aufklärungsgesprächs.

  OLG München, Urteil vom 30. September 2004, Az: 1 U 3940/03, MedR 2006, S. 431

- Dass die Aufklärung nicht anhand eines (vom Patienten unterschriebenen) Aufklärungsbogens erfolgt, indiziert nicht das Unterlassen einer ordnungsgemäßen Aufklärung. Ein Eintrag über die erfolgte Aufklärung in der Kurve kann als Dokumentation ausreichen.

  Anmerkung: Das Gericht war aufgrund der im Prozess geschilderten Aufklärungsübung des behandelnden Arztes (er habe die Aufklärung zur Facetteninfiltration standardisiert und nehme diese bei jedem Patienten auch dem Wortlaut nach mehr oder weniger gleichartig vor) von einer Aufklärung ausgegangen.

  OLG Köln, Beschluss vom 10. Oktober 2012, Az: 5 U 69/12, MedR 2013, S. 444

- Ist der Aufklärungsbogen, der dem Patienten vor einer Operation ausgehändigt wurde, abhandengekommen, kann der beweispflichtige Arzt eine sachgemäße Aufklärung trotz fehlender konkreter Erinnerung durch Schilderung des gewöhnlichen Gesprächsinhalts in derartigen Fällen nachweisen, sofern eine gewisse Wahrscheinlichkeit besteht, dass davon im konkreten Behandlungsfall nicht abgewichen wurde. Maßgeblich ist eine Gesamtwürdigung aller Umstände des jeweiligen Einzelfalls.

  OLG Koblenz, Urteil vom 8. Mai 2013, Az: 5 U 1536/11, VersR 2014, S. 1004

Empfehlungen zur Aufklärung der Krankenhauspatienten

- Es besteht keine Verpflichtung des Arztes, einem Patienten vor der Implantation eines medizinischen Gerätes dessen Bedienungsanleitung auszuhändigen. Der Arzt ist allerdings verpflichtet, den Patienten umfassend aufzuklären, insbesondere über die Funktionsweise des Gerätes. Es ist Sache des Arztes, ob und ggf. welche schriftlichen Zusatzmaterialien er dem Patienten – neben der mündlichen Aufklärung – überlässt.

    Anmerkung: Der Arzt hatte die Funktionsweise der Grazilisplastik mündlich erklärt und zur weiteren Information einen Flyer der Herstellerfirma übergeben, jedoch nicht die Bedienungsanleitung.

    OLG München, Urteil vom 23. Oktober 2008, Az: 1 U 2046/08, VersR 2009, S. 503

- Die Vorlage von Beispielfotos (eines operativen Wiederaufbaus der Brust bzw. der Entnahmestelle im Gesäßbereich) im Rahmen des Aufklärungsgespräches begegnet erheblichen Bedenken. Es besteht die Gefahr, dass der Patient durch Bilder von „gelungenen" Eingriffen eine zu optimistische Erwartungshaltung an das Ergebnis der Operation stellt, die der Hinweis auf mögliche Risiken und Komplikationen nicht relativieren kann. Ebenso wenig würden Fotos von Patienten, bei denen der Eingriff nicht vollständig geglückt oder sogar missraten ist, das gesamte Spektrum möglicher guter oder weniger guter Ergebnisse abdecken können, wobei es im Übrigen nicht Sinn der Aufklärung sein kann, den Patienten durch möglichst abschreckende Beispiele von einer sinnvollen und aussichtsreichen Operation abzuhalten. In jedem Fall trifft den Arzt keine Verpflichtung, einer Nachfrage des Patienten nach Beispielfotos nachzukommen.

    OLG München, Urteil vom 3. November 2011, Az: 1 U 984/11, RID 12-01-231

Teil II Leitsätze zum Aufklärungsgespräch

3. **Art und Weise der Aufklärung (verständlich für medizinische Laien)**

Die Aufklärung muss in einer für den Patienten – als medizinischen Laien – behutsamen und verständlichen Weise erfolgen, wobei Letzteres bedeutet, dass sie in der Regel nicht in einer übermäßigen Fachsprache des Behandelnden erfolgt. Das „Wie" der Aufklärung wird bestimmt und begrenzt von der Notwendigkeit, dem Patienten eine allgemeine Vorstellung von dem Schweregrad der in Betracht stehenden ärztlichen Behandlung, von den Belastungen und von den Risiken – nach Art und Schwere –, denen er sich in der Behandlung ausgesetzt sieht, zu vermitteln. Auf Fragen des Patienten hat der Arzt wahrheitsgemäß, vollständig und verständlich zu antworten.

Patientenrechtegesetz

- Die Aufklärung muss für den Patienten verständlich sein. Verständlich heißt sprachlich verständlich, d.h. in der Regel nicht in einer übermäßigen Fachsprache des Behandelnden. Bei einem Patienten, der den Inhalt der Aufklärung nach seinem körperlichen, geistigen oder seelischen Zustand nur schwer nachvollziehen kann, muss die Aufklärung in leichter Sprache erfolgen und gegebenenfalls wiederholt werden.

Die Pflicht zur verständlichen Aufklärung gebietet im Regelfall auch eine möglichst schonende Aufklärung. Dies gilt insbesondere für medizinisch dringend notwendige Eingriffe, auf die der Patient möglichst behutsam vorbereitet werden soll.

Bundestags-Drucksache 17/10488 vom 15.08.2012, Gesetzentwurf der Bundesregierung zum Entwurf eines Gesetzes zur Verbesserung der Rechte von Patientinnen und Patienten, B. Besonderer Teil, zu Artikel 1, zu Nummer 4, zu § 630e, S. 25.

Rechtsprechung

- Die Aufklärung muss in einer Art und Weise geschehen, dass sich eine Patientin als medizinischer Laie und einfache Frau aus dem Volk ein zutreffendes Bild darüber machen kann, was durch die Operation auf sie zukommen könnte.
OLG Nürnberg, Urteil vom 28. Juni 1995, Az: 4 U 39043/94, VersR 1996, S. 32

Empfehlungen zur Aufklärung der Krankenhauspatienten

- Die Risiken eines Eingriffs hat der Arzt beim Aufklärungsgespräch nicht mit medizinischen Fachbegriffen, sondern in einer dem Laien verständlichen Weise darzustellen. Die Gefahr einer Arthrofibrose nach einer Kniegelenksoperation ist durch den Hinweis hinreichend umschrieben, dass Funktions- und Bewegungseinschränkungen auftreten können und die Gefahr von Verkalkungen in benachbarten Muskeln besteht, die zu erheblichen Bewegungseinschränkungen führen können und u.U. langdauernde krankengymnastische oder ggf. auch operative Nachbehandlungen erfordern.

  OLG Koblenz, Beschluss vom 21. November 2014, Az: 5 U 1087/14, NJW-RR 2015, S. 653

- Der Arzt ist verpflichtet, den Patienten nicht in unnötige Ängste zu versetzen und nicht unnötig zu belasten. Er verletzt diese Pflicht, wenn die dem Patienten eröffnete Diagnose objektiv falsch ist und dafür auch keine hinreichende tatsächliche Grundlage besteht, sie für den Laien auf eine schwere, unter Umständen lebensbedrohliche Erkrankung schließen lässt und außerdem der Patient in psychischer Hinsicht zu Überreaktionen neigt.

  OLG Köln, Urteil vom 26. November 1987, Az: 7 U 108/87
  OLG Köln, Urteil vom 18. Dezember 1986, Az: 7 U 147/84

- Dem Patienten steht es frei, spezielle Fragen zu stellen, die der Arzt jedoch nie unrichtig oder irreführend beantworten darf.

  BGH, Urteil vom 23. Oktober 1979, Az: VI ZR 197/78, VersR 1980, S.68

- Behauptet der Patient, infolge verminderter Auffassungsgabe habe er die ärztlichen Informationen beim Aufklärungsgespräch nicht verstanden, ist das haftungsrechtlich unerheblich, wenn nicht vorgetragen wird, aufgrund welcher tatsächlichen Umstände, insbesondere Patientenerklärungen, der Arzt dies habe feststellen und berücksichtigen müssen. Durfte der Arzt bei Beachtung der erforderlichen Sorgfalt darauf vertrauen, dass der Patient die Operationsaufklärung verstanden hat, fehlt es am Verschulden.

  OLG Koblenz, Beschluss vom 1. Januar 2011, Az: 5 U 713/11, MedR 2012, S. 193

Teil II Leitsätze zum Aufklärungsgespräch

4. Umfang des Aufklärungsgesprächs

Der Arzt muss den Patienten über die Grundzüge der vorgesehenen Untersuchung oder Behandlung aufklären, nicht jedoch über Einzelheiten. Erforderlich ist eine Aufklärung „im Großen und Ganzen". Dabei sind die Anforderungen an den Umfang der Aufklärung abhängig von Art, Dringlichkeit und Schwere des Eingriffs und dessen Folgen sowie vom Bildungs- und Wissensstand des Patienten.

Patientenrechtegesetz

- Der Patient ist über sämtliche für die Einwilligung wesentlichen Umstände aufzuklären, d.h. im Regelfall insbesondere über Art, Umfang, Durchführung, zu erwartende Folgen und spezifische Risiken der Maßnahme sowie ihre Notwendigkeit, Dringlichkeit, Eignung und Erfolgsaussichten der Maßnahme im Hinblick auf die Therapie. Im Einzelfall kann es erforderlich sein, über weitere Umstände aufzuklären.

§ 630e Abs. 1 Satz 1, 2 BGB; Bundestags-Drucksache 17/10488 vom 15.08.2012, Gesetzentwurf der Bundesregierung zum Entwurf eines Gesetzes zur Verbesserung der Rechte von Patientinnen und Patienten, B. Besonderer Teil, zu Artikel 1, zu Nummer 4, zu § 630e, S. 24

Rechtsprechung

a) Grundaufklärung
b) Außenseiter-/Neulandmethoden
c) Bekannte / noch nicht allgemein bekannte Risiken
d) Vorhersehbare Operationserweiterung
e) Risiken einer Folgebehandlung
f) Ausbildungs-/Erfahrungsstand der operierenden Ärzte
g) Anderer Operateur
h) Operationsdauer
i) Bestimmte Risiken im Einzelnen
j) Diagnostische Eingriffe

Empfehlungen zur Aufklärung der Krankenhauspatienten

a) **Grundaufklärung**

- Der Patient muss nur im Großen und Ganzen über Chancen und Risiken der Behandlung aufgeklärt werden. Nicht erforderlich ist eine exakte medizinische Beschreibung der in Betracht kommenden Risiken.
  BGH, Urteil vom 15. Februar 2000, Az: VI ZR 48/99, NJW 2000, S. 1784

- Die Aufklärung muss nicht über jede, noch so entfernt liegende Gefahrenmöglichkeit erfolgen. Der Patient muss im Großen und Ganzen wissen, worin er einwilligt. Dazu muss er über die Art des Eingriffs und seine nicht ganz außerhalb der Wahrscheinlichkeit liegenden Risiken informiert werden, soweit diese sich für einen medizinischen Laien aus der Art des Eingriffs nicht ohnehin ergeben und für seine Entschließung von Bedeutung sein können. Dem Patienten muss eine allgemeine Vorstellung von der Schwere des Eingriffs und den spezifisch mit ihm verbundenen Risiken vermittelt werden, ohne diese zu beschönigen oder zu verschlimmern. Die Notwendigkeit zur Aufklärung hängt bei einem spezifisch mit der Therapie verbundenen Risiko nicht davon ab, wie oft das Risiko zu einer Komplikation führt. Entscheidend ist vielmehr die Bedeutung, die das Risiko für die Entschließung des Patienten haben kann. Bei einer möglichen besonders schweren Belastung für seine Lebensführung ist deshalb die Information über ein Risiko für die Einwilligung des Patienten auch dann von Bedeutung, wenn sich das Risiko sehr selten verwirklicht.
  BGH, Urteil vom 19. Oktober 2010, Az: VI ZR 241/09, VersR 2011, S. 223
  BGH, Urteil vom 6. Juli 2010, Az: VI ZR 198/09, NJW 2010, S. 3230
  BGH, Urteil vom 18. November 2008, Az: VI ZR 198/07, KH 2009, S. 146

- Der Aufklärungsumfang bestimmt sich einerseits durch das Gewicht der medizinischen Indikation, das sich wiederum aus der Notwendigkeit des Eingriffs, seiner zeitlichen Dringlichkeit und den Heilungschancen ergibt, andererseits ist insbesondere die Schwere der Schadensfolgen für die Lebensführung des Patienten im Fall der Risikoverwirklichung mitbestimmend.
  BGH, Urteil vom 18. November 2008, Az: VI ZR 198/07, KH 2009, S. 146

- Es genügt eine dem Verständnishorizont des Patienten gerecht werdende Aufklärung. Auf die Vermittlung medizinischen Entscheidungswissens kommt es dagegen nicht an. Dem Patienten müssen die Art und Schwere des Eingriffs und die Risiken erkennbar sein, ohne dass diese in allen denkbaren Erscheinungsformen vor Augen geführt werden müssen. Ein allgemeines Bild der Bedeutsamkeit und der Richtung des Risikospektrums ist als ausreichend anzusehen.
  OLG Brandenburg, Urteil vom 10. Juni 1998, Az: 1 U 3/98, MedR 1998, S. 470

- Die erforderliche Grundaufklärung ist nur dann erteilt, wenn dem Patienten ein zutreffender Eindruck von der Schwere des Eingriffs und von der Art der Belastungen vermittelt wird, die für seine körperliche Integrität und Lebensführung auf ihn

zukommen können, während es nicht erforderlich ist, alle denkbaren Risiken medizinisch exakt zu beschreiben und Details hierzu anzugeben.
BGH, Urteil vom 14. November 1995, Az: VI ZR 359/94, VersR 1996, S. 195

- Die Selbstbestimmungsaufklärung umfasst auch eine ausreichende Aufklärung über die Erfolgsaussichten des beabsichtigten Eingriffs.
BGH, Beschluss vom 16. November 2004, Az: VI ZR 28/04, VersR 2005, S. 1399

- Umfang und Genauigkeit der geschuldeten Aufklärung über die Erfolgsaussichten hängen u.a. davon ab, ob eine absolute Indikation oder eine relative Indikation für den Eingriff vorliegen; ferner kommt es auf die Relation zwischen den Risiken des Eingriffs (z.b. in hohem Maße risikobehafteter Eingriff) und der Größenordnung der Heilungschancen (z.b. Heilungschancen nur 65%; erhebliches Risiko, dass die Beschwerden nach dem Eingriff noch vorhanden oder sogar schlimmer sein werden) an.
KG Berlin, Urteil vom 9. Dezember 2013, Az: 20 U 107/12, ArztRecht 9/14, S. 245

- Ein Patient, der über seine Erkrankung und den Verlauf der geplanten Operation informiert ist und der auch Kenntnis von der ungefähren Größenordnung des Misserfolgsrisikos erhalten hat, bedarf für eine selbstbestimmte Entscheidung über die Einwilligung zur Operation nicht der Erläuterung, aus welchen medizinischen Gründen im Einzelnen der Eingriff möglicherweise nicht zum Erfolg führt.
BGH, Urteil vom 8. Mai 1990, Az: VI ZR 227/89, VersR 1990, S. 1010

- Wenn eine Grundaufklärung nicht nachgewiesen ist, besteht auch bei Eintritt einer nicht typischen Komplikation (hier: Myoklonien im Rahmen einer Konversionsneurose nach Injektion in die Lendenwirbelsäule) ein Haftungsanspruch.
BGH, Urteil vom 28. Mai 2019, Az: VI ZR 27/17

b) Außenseiter-/Neulandmethoden

- Die Anwendung einer sog. Außenseitermethode (im Jahr 2001 neuartige minimalinvasive epidurale Wirbelsäulen-Kathetertechnik nach Prof. Racz, sog. Racz-Katheter) erfordert die Aufklärung des Patienten über das Für und Wider dieser Methode. Er ist nicht nur über Risiken und Gefahren des Eingriffs aufzuklären, sondern auch darüber, dass es sich bei dem geplanten Eingriff um eine neuartige, wissenschaftlich umstrittene Methode handelt, die (noch) nicht medizinischer Standard ist und deren Wirksamkeit statistisch (noch) nicht abgesichert ist. Zumindest bei einer eventuell nur relativen Indikation ist eine derartige Aufklärung unverzichtbar.
BGH, Urteil vom 22. Mai 2007, Az: VI ZR 35/06, MedR 2008, S. 87, NJW 2007, S. 2774 (Racz)
BGH, Urteil vom 15. Oktober 2019, Az: VI ZR 105/18, VersR 2020, S. 168 (Bandscheiben-OP)

Empfehlungen zur Aufklärung der Krankenhauspatienten

- Der Einsatz von mit einer Haushaltspresse unsteril gewonnenem Zitronensaft zur Behandlung einer Wundheilungsstörung ist aufklärungspflichtig, da diese Behandlung (im Jahre 2006) eine nicht dem medizinischen Standard entsprechende Außenseitermethode darstellt.

  BGH, Urteil vom 22. Dezember 2010, 3 StR 239/10, NJW 2011, S. 1088, GesR 2011, S. 237

- Bei der Anwendung einer Neulandmethode ist der Patient nicht nur über beide zur Wahl stehenden Operationsmethoden (herkömmliches, manuelles Verfahren, und neue Methode, Robodoc) mit Darstellung aller bekannten Risiken sowie Vor- und Nachteile aufzuklären, sondern ihm ist darüber hinaus unmissverständlich zu verdeutlichen, dass die neue Methode die Möglichkeit unbekannter Risiken in sich birgt.

  BGH, Urteil vom 13. Juni 2006, Az: VI ZR 323/04, NJW 2006, S. 2477, MedR 2006, S. 650

- Eine Aufklärungspflicht besteht im Allgemeinen nur dann, wenn ernsthafte Stimmen in der medizinischen Wissenschaft auf bestimmte mit einer Behandlung verbundene Gefahren hinweisen, die nicht lediglich als unbeachtliche Außenseitermeinungen abgetan werden können, sondern als gewichtige Warnungen angesehen werden müssen. Bei einer Neulandmethode (Robodoc) können zum Schutz des Patienten je nach Lage des Falles strengere Anforderungen gelten. Auch hier ist allerdings nicht über bloße Vermutungen aufzuklären. Die Anzeichen für bestimmte Gefahren müssen sich so weit verdichtet haben, dass sie zum Schutz des Patienten in dessen Entscheidungsfindung einbezogen werden sollten.

  BGH, Urteil vom 13. Juni 2006, Az: VI ZR 323/04, NJW 2006, S. 2477, MedR 2006, S. 650

- Der schulmedizinisch ausgebildete Arzt ist verpflichtet, den Patienten darüber aufzuklären, dass die von ihm vorgeschlagene und zur Behandlung angewendete Außenseitermethode („bioelektronische Funktionsdiagnostik") von der Schulmedizin eindeutig abgelehnt wird. Die Nichtaufklärung und das Hinwegsetzen über die Diagnosemethoden der Schulmedizin stellen einen groben Behandlungsfehler dar.

  OLG Koblenz, Urteil vom 28. Juni 1995, Az: 7 U 520/94, NJW 1996, S. 1600

c) **Bekannte / noch nicht allgemein bekannte Risiken**

- Aufzuklären ist nur über bekannte Risiken. War ein Risiko im Zeitpunkt der Behandlung noch nicht bekannt, besteht keine Aufklärungspflicht. War es dem behandelnden Arzt nicht bekannt und musste es ihm auch nicht bekannt sein, etwa weil es nur in anderen Spezialgebieten der medizinischen Wissenschaft, aber nicht in seinem Fachgebiet diskutiert wurde, entfällt die Haftung des Arztes mangels schuldhafter Pflichtverletzung.

  BGH, Urteil vom 19. Oktober 2010, Az: VI ZR 241/09, VersR 2011, S. 223
  BGH, Urteil vom 6. Juli 2010, Az: VI ZR 198/09, NJW 2010, S. 3230; MedR 2011, S. 242

- Der Umstand, dass bei der konkreten Behandlung (CT-gestützte periradikuläre Therapie (PRT) im Bereich der Nervwurzel C 7) über eine Querschnittslähmung noch nicht berichtet wurde (Zeitpunkt des Eingriffs 2001), reicht nicht aus, dieses Risiko als lediglich theoretisches Risiko einzustufen und eine Aufklärungspflicht zu verneinen.

  Ist bereits aufgrund der anatomischen Gegebenheiten davon auszugehen, dass bei einem bestimmten Eingriff in gleicher Weise die Gefahr einer Querschnittslähmung (besonders schwere Belastung für die Lebensführung des Patienten bei Verwirklichung) besteht wie bei anderen Behandlungen (auch wenn der Entstehungsmechanismus unterschiedliche Ursachen haben kann), bei denen eine solche Gefahr schon vor dem Zeitpunkt des Eingriffs bekannt war, besteht eine Verpflichtung zur Aufklärung. Dies gilt auch sofern noch keine Vorfälle einer Querschnittslähmung bei der Durchführung des bestimmten Eingriffs bekannt geworden sind. Voraussetzung ist allerdings, dass dies dem behandelnden Arzt zum Zeitpunkt der Behandlung bekannt sein musste.

  BGH, Urteil vom 6. Juli 2010, Az: VI ZR 198/09, NJW 2010, S. 3230

- Vor der Implantation eines Neurostimulators (im Zusammenhang mit einer Grazilisplastik zur Behebung einer Stuhlinkontinenz im Jahre 2004) muss der Arzt nicht auf die Möglichkeit hinweisen, dass die Funktion der Apparatur durch starke Magnetfelder anderer Geräte beeinträchtigt werden könnte, da derartige Fehlsteuerungen in der Praxis bisher nicht aufgetreten sind und Untersuchungen die – nur in der Bedienungsanleitung genannte – theoretische Möglichkeit nicht bestätigt haben.

  OLG München, Urteil vom 23. Oktober 2008, Az: 1 U 2046/08, VersR 2009, S. 503

d) Vorhersehbare Operationserweiterung

- Der Arzt muss über vorhersehbare Operationserweiterungen aufklären. Dies gilt für die Entfernung der Kniescheibe bei einem geplanten Revisionseingriff mit Arthrolyse und Prothesenwechsel. Sofern der Arzt über die Option verfügen wollte, während des Eingriffs die Kniescheibe zu entfernen, hätte er die Patientin darüber aufklären müssen, dass diese Maßnahme je nach intraoperativem Verlauf und Befund in Betracht kommen könnte, und sich eine entsprechend erweiterte Einverständniserklärung geben lassen müssen.

  OLG Köln, Urteil vom 11. Januar 2017, Az: 5 U 46/16

e) Risiken einer Folgebehandlung

- Ausnahmsweise ist – vor dem Ersteingriff – auch über schwerwiegende Risiken einer Folgebehandlung zu informieren, die trotz kunstgerechter Operation nötig werden kann, weil sich eine mit der Operation verbundene Komplikationsgefahr verwirklicht. Besteht zwischen einer Operation und einer möglicherweise notwendig werdenden Folgebehandlung ein enger Zusammenhang, ist die Aufklärung

Empfehlungen zur Aufklärung der Krankenhauspatienten

über die Risiken der späteren Therapie schon vor dem ersten Eingriff erforderlich. Entscheidend für diesen engen Zusammenhang ist, ob das in Frage stehende Risiko dem Eingriff spezifisch anhaftet und bei seiner Verwirklichung die Lebensführung des Patienten besonders belastet.

So ist etwa der Patient vor der Durchführung einer Nierenbeckenplastik darüber aufzuklären, dass die hiermit verbundene Gefahr einer Anastomoseinsuffizienz eine Nachoperation erforderlich machen kann, die mit zehnprozentiger Wahrscheinlichkeit einen Nierenverlust zur Folge hat. Ähnliches gilt vor der Entfernung einer Gallenblase, bei der mit erhöhter Wahrscheinlichkeit eine Choledochusrevision vorzunehmen ist, die infolge der aggressiven Manipulation an den Gallenwegen in zwei Prozent der Fälle eine Entzündung der Bauchspeicheldrüse auslöst.

Demgegenüber besteht zwischen einer Darmoperation und den Risiken der gegebenenfalls notwendig werdenden Folgebehandlung einer Wundheilungsstörung unter Verwendung auch von (unsteril gewonnenem) Zitronensaft kein derart erhöhter Gefahrzusammenhang, dass der Arzt den Patienten ausnahmsweise schon vor dem Ersteingriff über Art und Risiken einer etwa erforderlichen Nachbehandlung informieren muss.

BGH, Urteil vom 22. Dezember 2010, 3 StR 239/10, NJW 2011, S. 1088, GesR 2011, S. 237

Zum Beispiel der Nierenbeckenplastik:
BGH, Urteil vom 9. Juli 1996, Az: VI ZR 101/95, NJW 1996, S. 3073

Zum Beispiel der Gallenblasenentfernung:
BGH, Urteil vom 21. November 1995, Az: VI ZR 341/94, NJW 1996, S. 779

f) **Ausbildungs-/Erfahrungsstand der operierenden Ärzte**

- Der Patient ist nicht über die Beteiligung eines Anfängers bei einer Operation zu unterrichten. Geschuldet wird dem Patienten zwar eine Aufklärung über Umstände, die das Risiko der Behandlung aus besonderen Gründen erhöhen. Solch ein Umstand könne etwa auch der für die in Betracht kommenden ärztlichen Maßnahmen und die medizinische Versorgung im Vergleich zu anderen Krankenhäusern niedrigere Standard in der Ausbildung und Erfahrung der behandelnden Ärzte sein.

  BGH, Urteil vom 27. September 1983, Az: VI ZR 230/81, BGHZ 88, S. 249

- Werde indessen die Operation einem noch in der Facharztausbildung stehenden, unerfahrenen Assistenzarzt zur selbständigen Durchführung übertragen, stehe im Vordergrund nicht die mangelnde Aufklärung des Patienten über sein dadurch gesteigertes Operationsrisiko, sondern die Frage eines Verstoßes gegen die geschuldeten ärztlichen Sorgfaltspflichten.

  BGH, Urteil vom 27. September 1983, Az: VI ZR 230/81, BGHZ 88, S. 249

Teil II Leitsätze zum Aufklärungsgespräch

- Eine Aufklärung des Patienten, dass die Operation durch einen Assistenzarzt unter Überwachung des Facharztes erfolgt, ist dem Patienten nicht geschuldet.
  OLG Bremen, Urteil vom 13. Dezember 2018, Az: 5 U 10/17, GesR 2020, S. 103

- Der Patient muss nicht darüber aufgeklärt werden, dass die Entnahme einer Gewebeprobe (Muskelbiopsie) durch eine Assistenzärztin vorgenommen wird.
  OLG Köln, Beschluss vom 29. Januar 2018, Az: 5 U 50/17, VersR 2018, S. 878

- Ein erfahrener Operateur, der eine neue, anderweitig erprobte Operationsmethode anwendet, handelt nicht schon deshalb behandlungsfehlerhaft, weil er noch nicht über die für die Gleichwertigkeit dieser Methode erforderliche Routine verfügt. Sind die Operationsrisiken aufgrund seiner fehlenden Erfahrung höher als bei Anwendung der herkömmlichen Operationsmethode, muss er den Patienten darüber informieren.

  Anmerkung: Während der Operateur rund 2.000 Hüftgelenksimplantationen nach herkömmlicher Methode durchgeführt hatte, gehörte der Patient zu den ersten 10 Patienten, die er nach minimalinvasiver Methode operierte.

  OLG Karlsruhe, Urteil vom 23. März 2011, Az: 7 U 79/10, GesR 2011, S. 356

g) Anderer Operateur

- Beim „totalen Krankenhausaufnahmevertrag" (Regelform der stationären Krankenhausbehandlung) hat der Patient grundsätzlich keinen Anspruch darauf, von einem bestimmten Arzt behandelt und operiert zu werden. Allerdings bleibt es dem Patienten unbenommen, zu erklären, er wolle sich nur von einem bestimmten Arzt operieren lassen (Einwilligung ad personam). Da dies eine Ausnahme darstellt, muss der Patient seinen entsprechenden Willen eindeutig zum Ausdruck bringen (klare Einwilligung ausschließlich in eine Operation nur durch einen bestimmten Arzt). Ein geäußerter Wunsch oder eine subjektive Erwartung des Patienten reichen nicht aus. Auch die Aussage des Arztes in einem Vorgespräch, er werde die Operation, sofern möglich, selbst durchführen, reicht dafür nicht aus.

  Hat der Patient eindeutig erklärt, sich nur von einem bestimmten Arzt operieren lassen zu wollen, darf ein anderer Arzt den Eingriff in diesem Falle nicht vornehmen, da es ansonsten an der Einwilligung fehlt. Einen Anspruch darauf, dass der gewünschte Operateur tätig wird, hat der Patient jedoch nicht; er muss sich gegebenenfalls damit abfinden, unbehandelt entlassen zu werden.

  Ist ein Eingriff durch einen bestimmten Arzt, regelmäßig den Chefarzt, vereinbart oder konkret zugesagt, muss der Patient rechtzeitig aufgeklärt werden, wenn ein anderer Arzt an seine Stelle treten soll.

Empfehlungen zur Aufklärung der Krankenhauspatienten

Anmerkung: *Ausschließlich bei <u>ärztlichen Wahlleistungen</u> besteht aufgrund der Rechtsprechung des BGH das Risiko, dass auch im Rahmen einer Operation durch den ständigen ärztlichen Vertreter bei einem unverschuldeten Schadenseintritt Schadenersatz geleistet werden muss.*

Ist also ein Eingriff durch einen bestimmten Arzt (Wahlarzt) vereinbart oder konkret zugesagt, muss der Patient rechtzeitig aufgeklärt werden, wenn ein anderer Arzt an seine Stelle treten soll (insbesondere bei vorhersehbarer Vertretung des Wahlarztes).

Vgl. hierzu die Muster-Verträge der DKG „Allgemeine Vertragsbedingungen (AVB), Behandlungsverträge und Wahlleistungsvereinbarung für Krankenhäuser", 13. Auflage, 2020, erschienen im Kohlhammer Verlag, sowie die „Hinweise der DKG zur persönlichen Leistungserbringung im Krankenhaus".

Instruktiv hierzu: OLG Hamm, Urteil vom 21. Oktober 2013, Az: 3 U 17/12, MedR 2014, S. 893; OLG Naumburg, Urteil vom 14. Mai 2019, Az: 1 U 48/18, MedR 2020, S. 217; vom o.g. Grundsatz her bestätigend, mit weiteren Ausführungen zum Einwand rechtmäßigen Alternativverhaltens bei der Vornahme des Eingriffs durch einen anderen Operateur: BGH, Urteil vom 19. Juli 2016, Az: VI ZR 75/15, NJW 2016, S. 3523; ebenso OLG Braunschweig, Urteil vom 25. September 2013, Az: 1 U 24/12, MedR 2014, S. 891

BGH, Urteil vom 11. Mai 2010, Az: VI ZR 252/08, NJW 2010, S. 2580

h) Operationsdauer

- Ist der Patient über die Alternative „Vollnarkose – Örtliche Betäubung" informiert, muss sich seine Aufklärung nicht darauf erstrecken, dass bei einer der beiden Methoden die Operation schneller durchgeführt werden kann, wenn die Zeitdifferenz lediglich ca. 15 Minuten beträgt.

OLG Koblenz, Urteil vom 7. April 2011, Az: 5 U 1190/10, ArztRecht 2012, S. 48

i) Bestimmte Risiken im Einzelnen

- Über das einem ärztlichen Eingriff spezifisch anhaftende Risiko der Lähmung (des Beines oder Fußes), das bei seiner Verwirklichung die Lebensführung des Patienten besonders belastet, ist der Patient aufzuklären. Ohne Vorliegen besonderer Umstände gibt es grundsätzlich keinen Grund für die Annahme, der im Rahmen der Aufklärung verwendete Begriff „Lähmung" impliziere nicht die Gefahr einer dauerhaften Lähmung, sondern sei einschränkend dahin zu verstehen, dass er nur vorübergehende Lähmungszustände erfasse. Damit, dass der Patient einer solchen Fehlvorstellung unterliegt, muss der aufklärende Arzt – bei Fehlen entsprechender Anhaltspunkte – nicht rechnen.

Anmerkung: *Der BGH hat in Bezug auf den Inhalt einer solchen Aufklärung bereits entschieden, dass z.B. bei <u>Schluckimpfungen</u> gegen Kinderlähmung der Hinweis auf das Risiko von „Lähmungen" auch das Risiko der Kinderlähmung sowie eine Lähmung aufgrund des Guillain-Barré-Syndroms erfasst (BGH, Urteil vom 15. Februar 2000, Az: VI ZR 48/99, NJW 2000, S. 1784).*

Teil II Leitsätze zum Aufklärungsgespräch

Hingegen genügt jedenfalls im Falle einer <u>fremdnützigen Blutspende</u> der bloße Hinweis auf „Schädigungen von Nerven" – anders als ein Hinweis auf eine „Lähmung" als mögliche Folge einer Nervschädigung – wegen des breiten Spektrums solcher Schädigungen nicht (BGH, Urteil vom 14. März 2006, Az: VI ZR 279/04, NJW 2006, S. 2108).

Ferner hat der Senat entschieden, dass der in einer schriftlichen Einwilligungserklärung zur <u>operativen Beseitigung eines Lipoms am Oberschenkel</u> als eingriffsspezifisches Risiko erwähnte Begriff „Lähmung" auch die dauernde Lähmung umfasst. Der Einwilligungserklärung wurde im dortigen Fall nur deshalb die Indizwirkung für eine ordnungsgemäße Aufklärung abgesprochen, weil die damalige Patientin substantiiert vorgetragen hatte, auf ihre Nachfrage, was „Lähmung" bedeute, sei ihr erklärt worden, dass es zu einer durch eine Einklemmung des Nervs bedingten kurzzeitigen Lähmung kommen könne (BGH, Urteil vom 29. September 1998, Az: VI ZR 268/97, VersR 1999, S. 190).

BGH, Urteil vom 11. Oktober 2016, Az: VI ZR 462/15, VersR 2017, S. 100

- Über das allgemeine Wundinfektionsrisiko muss nicht aufgeklärt werden, da es dem Laien geläufig ist (Infizierung einer Operationswunde durch einen Keimträger aus dem Operationsteam).

  BGH, Urteil vom 8. Januar 1991, Az: VI ZR 102/90, NJW 1991, S. 1541

- Zum Kern der Patientenaufklärung über einen operativen Eingriff zählt insbesondere die Erläuterung des sicher oder regelmäßig eintretenden postoperativen Zustands. So kann etwa der Hinweis auf ein gegenüber dem Normalfall erhöhtes Wundinfektionsrisiko geboten sein.

  BGH, Urteil vom 22. Dezember 2010, 3 StR 239/10, NJW 2011, S. 1088, GesR 2011, S. 237

- Auch wenn über das allgemeine Wundinfektionsrisiko nicht aufgeklärt werden muss, sind spezielle Wundinfektionsrisiken aufklärungspflichtig. Bei einer Krampfadernoperation stellen eine Diabeteserkrankung sowie eine Rezidivoperation konkrete Risikoerhöhungen dar, weshalb von einem speziell aufklärungspflichtigen Wundinfektionsrisiko auszugehen war.

  OLG Hamm, Urteil vom 16. Juni 2008, Az: 3 U 148/07

- Es besteht keine Aufklärungspflicht darüber, dass Wundheilungsstörungen bei Rauchern im statistischen Durchschnitt häufiger auftreten als bei Nichtrauchern.

  Anmerkung: *Die Wundheilungsstörung stellte kein spezifisches Risiko der gewählten Operation dar, sondern eines der zahlreichen allgemeinen Risiken des Rauchens, über die der Arzt nicht ungefragt aufklären müsse; zudem handele es sich bei Wundheilungsstörungen um ein multifaktorielles Geschehen, an dem das Rauchen nur einen kleinen Anteil habe.*

  OLG Naumburg, Beschluss vom 8. Juli 2008, Az: 1 U 33/08, MedR 2009, S. 279

Empfehlungen zur Aufklärung der Krankenhauspatienten

- Vor der Durchführung einer Koloskopie ist der Patient auch über das Risiko einer selten auftretenden Darmperforation konkret aufzuklären, die, wenn sie eintritt, in der überwiegenden Zahl der Fälle eine Bauchhöhlenentzündung zur Folge hat und eine operative Sanierung notwendig macht (besondere Belastung der Lebensführung des Patienten bei Verwirklichung).
  BGH, Urteil vom 30. September 2014, Az: VI ZR 443/13, NJW 2015, S. 74

- Vor Durchführung eines operativen Eingriffs an einem Hammerzeh muss der Patient darüber aufgeklärt werden, dass Infekte und Wundheilungsstörungen wegen der Keimbelastung am Fuß deutlich häufiger als bei sonstigen Operationen vorkommen und Infektionen eintreten könnten, die bis hin zur Amputation des Fußes führen könnten. Der Hinweis, dass bei jeder Operation – insbesondere am Fuß – ein Infektionsrisiko bestehe, ist nicht ausreichend.
  Brandenburgisches OLG, Urteil vom 13. November 2008, Az: 12 U 104/08, ArztRecht 2009, S. 216

- Es besteht keine Aufklärungsverpflichtung über die Möglichkeit einer MRSA-Infektion, da es sich dabei nicht um ein spezifisches Risiko eines bestimmten Eingriffs oder eines bestimmten Patienten handelt, sondern um ein generelles Problem von Antibiotikaresistenzen.
  OLG Hamm, Urteil vom 16. Juni 2008, Az: 3 U 148/07

- Vor einer Ligatur zur Sklerosierung von Hämorrhoidalknoten muss über das Risiko von Infektionen aufgeklärt werden, nicht aber auf die Gefahr hingewiesen werden, dass diese in äußerst seltenen Fällen zu einer schweren und möglicherweise sogar tödlichen Sepsis führen können.
  OLG Karlsruhe, Urteil vom 09. April 2014, Az: 7 U 124/12, GesR 2014, S. 494

- Vor einer CT-gesteuerten periradikulären Lumbalinfiltration ist der Patient über das Risiko einer dauerhaften Lähmung aufzuklären. Es ist unzureichend, wenn anhand eines Aufklärungsbogens nur auf die Möglichkeit von „kurzfristig(em) Taubheitsgefühl" oder „Schwäche im Bein" sowie „Veränderungen, die als Folge einer Punktion auftreten können" hingewiesen wird.
  OLG Köln, Urteil vom 12. Januar 2011, Az: 5 U 37/10, VersR 2012, S. 1565

- Vor einer Wirbelsäulenoperation zur Korrektur einer Skoliose ist insbesondere über das Risiko einer Querschnittslähmung aufzuklären, welches sich mit einer Wahrscheinlichkeit von bis zu 1% verwirklichen kann.
  OLG Köln, Urteil vom 26. Oktober 2011, Az: 5 U 46/11, MedR 2012, S. 813

- Es reicht aus, einen Patienten bei einer Schilddrüsenoperation darüber aufzuklären, dass das Risiko einer Verletzung der Stimmbandnerven besteht und dass dieses Risiko auch bei fehlerfreiem ärztlichen Vorgehen nicht sicher vermeidbar ist. Er muss nicht darüber aufgeklärt werden, dass ein Nerv mit dem eingesetzten Neuromonitoringgerät möglicherweise nicht dargestellt und deshalb verletzt

Teil II Leitsätze zum Aufklärungsgespräch

werden kann bzw. dass auf Grund der fehlenden Darstellung ein erhöhtes Verletzungsrisiko besteht.
OLG Koblenz, Beschluss vom 3. Juni 2011, Az: 5 U 1372/10, MedR 2012, 730

- Bei einer Strahlentherapie im Bereich des Kopfes und Halses besteht grundsätzlich das Risiko einer Parese. Da eine Parese – sei es in Form eines Querschnitts oder einer Hemiparese – eine äußerst schwerwiegende Belastung der Lebensführung darstellt, ist der Patient auch dann über dieses Risiko aufzuklären, wenn eine derartige Komplikation selten, sehr selten oder äußerst selten auftritt.
OLG München, Urteil vom 28. Februar 2013, Az: 1 U 3933/10, zit. in Bergmann, KH 2014, S. 444

- Über das allgemeine Embolierisiko (cerebrale Fettembolie) nach größeren Operationen (Behandlung eines Trümmerbruchs) muss der Patient, der sich der Gefährlichkeit einer Operation bewusst ist, nicht aufgeklärt werden.
BGH, Urteil vom 19. November 1985, Az: VI ZR 134/84, NJW 1986, S. 780

- Eine Aufklärung über die technischen Einzelheiten einer Prothese ist nicht üblich.
OLG München, 23. September 2004, Az: 1 U 5234/02

- Vor dem Legen einer Cerclage (im Jahre 1997) muss die Schwangere über Risiken und Behandlungsalternativen umfassend aufgeklärt werden.
OLG Celle, Urteil vom 2. Juli 2007, Az: 1 U 106/06, MedR 2008, S. 516

- Über die mit einer Ausschabung der Gebärmutterhöhle verbundenen Risiken, vor allem über das Risiko eines Asherman-Syndroms mit der Folge der Unfruchtbarkeit, muss eine 28 Jahre alte Frau aufgeklärt werden.
OLG Köln, Urteil vom 25. April 2007, Az: 5 U 180/05, VersR 2008,S. 1072

- Hinsichtlich der den (hier: gynäkologischen) Eingriff begleitenden Allgemeinnarkose ist insbesondere deutlich zu machen, dass die Narkose selbst kein unerheblicher und kein risikofreier Eingriff ist, dass aber andererseits die beabsichtigte Operation ohne eine Schmerzbetäubung nicht durchführbar ist. Demgegenüber ist es nicht Sinn der Aufklärung, jede entfernt liegende Möglichkeit der Verschlechterung des Allgemeinzustandes des Patienten nach der Operation in Betracht zu ziehen oder mögliche Eingriffserweiterungen, Reaktionsmöglichkeiten auf etwaige hypothetische Komplikationen und die sich hieraus ergebenden Risiken im Detail aufzuzählen. Ausnahmsweise kommt ein Hinweis auf spezielle Risiken von Eingriffserweiterungen bzw. Reaktionen auf Komplikationen in Betracht, wenn dadurch eine Erhöhung des allgemeinen Eingriffsrisikos eintritt.
OLG Naumburg, Beschluss vom 5. August 2004, Az: 1 W 27/03, ArztRecht 2005, S. 274

- Die Entstehung eines subduralen Hygroms bzw. Hämatoms als Folge einer Spinalanästhesie ist ein typisches, eingriffsspezifisches Risiko dieser Anästhesiemethode, wonach eine Kopfoperation notwendig werden kann und die Gefahr von

Dauerschäden besteht. Dies belastet die weitere Lebensführung des Patienten erheblich und stellt deshalb unabhängig von der relativ geringen Eintrittswahrscheinlichkeit ein aufklärungspflichtiges Risiko dar.
BGH, Urteil vom 19. Oktober 2010, Az: VI ZR 241/09, VersR 2011, S. 223

- Vor einer chiropraktischen Manipulation an der Halswirbelsäule ist der Patient über die damit verbundenen Risiken aufzuklären (Verletzung der Arteria vertebralis mit Durchblutungsstörungen einzelner Hirnareale).
  OLG Oldenburg, Urteil vom 25. Juni 2008, Az: 5 U 10/08, MedR 2010, S. 111

- Eine frühere Schilddrüsenoperation und die dabei erlittene rechtsseitige Stimmbandlähmung machen gegenüber dem vor einer erneuten Schilddrüsenoperation stehenden Patienten eine Aufklärung nicht entbehrlich, da das Verletzungsrisiko infolge der Voroperation höher liegt als bei der Erstoperation und da die Folgen einer beidseitigen Stimmbandlähmung schwerwiegender sein können als die bereits vorhandenen Beeinträchtigungen. Der Patient ist demnach in einer für einen Laien verständlichen Form zum einen darüber aufzuklären, dass der Eingriff mit einem deutlich erhöhten Nervverletzungsrisiko verbunden ist, zum anderen, dass Folge einer (beidseitigen) Recurrensparese Atembeschwerden sein können, die soweit ausgeprägt sein können, dass ein Luftröhrenschnitt erforderlich wird. Zum dritten ist der Patient darüber zu informieren, dass eine Nervverletzung zum gänzlichen und irreversiblen Verlust der Stimme führen kann.
  OLG München, Urteil vom 23. Februar 2012, Az: 1 U 2781/11, KH 2013, S. 518

- Wird einer (22-jährigen) Patientin ein etwa zigarettenschachtelgroßer Impulsgeber (für eine Tiefenhirnstimulation) subkutan unterhalb des Schlüsselbeins in die Brust implantiert, so ist sowohl der Umstand aufklärungspflichtig, dass der Impulsgeber nach der Implantation unter der Haut mit hoher Wahrscheinlichkeit sichtbar ist (als spürbare ästhetische Beeinträchtigung), als auch der Umstand, dass er verrutschen könnte (als eine für den Eingriff typische, wenn auch sehr seltene Komplikation).
  OLG Köln, 11. November 2009, Az: 5 U 49/09, MedR 2011, S. 161

- Bei einer Brustaugmentation mit Silikonimplantaten (im Jahr 2007) ist neben den allgemeinen Operationsrisiken (Blutung, Infektion, Narbenbildung, Kapselfibrose, Folgeoperationen, mögliche Notwendigkeit des Austauschs des Implantats, Gefahr einer Asymmetrie, möglicherweise unbefriedigendes kosmetisches Ergebnis) insbesondere darüber aufzuklären, dass Silikonimplantate im Durchschnitt eine begrenzte Lebensdauer aufweisen, die nach zehn Jahren eine regelmäßige Kontrolle und gegebenenfalls einen Austausch der Implantate erforderlich macht.
  OLG Karlsruhe, Urteil vom 20. April 2016, Az: 7 U 241/14, GesR 2016, S. 363

- Eine Aufklärung über mögliche Wechselwirkungen einer zu implantierenden Elektrode/eines Generators (Impulsgeber für eine Tiefenhirnstimulation) mit Sendemasten, Funk- oder Radaranlagen o.ä., die elektromagnetische Wellen aussenden, ist nur bei Patienten zu erteilen, die solchen Anlagen typischerweise – etwa aufgrund beruflicher Tätigkeit (Sendemastmonteur) – erkennbar sehr nahe kommen.

  OLG Köln, 11. November 2009, Az: 5 U 49/09, MedR 2011, S. 161

- Vor der Implantation einer Radiuskopfprothese ist nicht darüber aufzuklären, dass die Prothesengröße erst intraoperativ exakt bestimmt werden kann. Die Wahl der Behandlungsmethode ist primär Sache des Arztes. Er muss den Patienten im Allgemeinen nicht ungefragt erläutern, welche Behandlungsmethoden theoretisch in Betracht kommen und was für und gegen die eine oder andere dieser Methoden spricht, solange er eine Therapie anwendet, die dem medizinischen Standard genügt. Im Übrigen hat die Aufklärung nur im Großen und Ganzen zu erfolgen. Über die einzelnen Operationsschritte muss nicht aufgeklärt werden. Dies gilt auch für die beabsichtigte Größe einer Prothese.

  OLG Dresden, Urteil vom 9. Mai 2017, Az: 4 U 1491/16

j) Diagnostische Eingriffe

- Bei diagnostischen Eingriffen ohne therapeutischen Eigenwert (z.B. der digitalen Subtraktionsangiographie des Kopfes (DSA)) sind strengere Anforderungen an die Aufklärung des Patienten über damit verbundene Risiken zu stellen. Bei ihnen bedarf es einer besonders sorgfältigen Abwägung zwischen der diagnostischen Aussagekraft, den Klärungsbedürfnissen und den besonderen Risiken für den Patienten.

  Hat ein Patient bereits einen Schlaganfall erlitten, ist er nicht nur über das bei einer DSA grundsätzlich bestehende Schlaganfallrisiko, sondern über das für ihn erhöhte Schlaganfallrisiko aufzuklären. Der Hinweis in einem Formularaufklärungsbogen, dass das Risiko bei bereits bestehenden Nerven- und/oder schweren Gefäßschäden erhöht sei, macht das bei einem Patienten mit Vorgeschichte bestehende besondere Risiko nicht ausreichend klar.

  BGH, Urteil vom 18. November 2008, Az: VI ZR 198/07, KH 2009, S. 146

- Sind keine fundierten Aussagen über eine generelle oder individuelle Erfolgschance der Untersuchung möglich, reicht die Aufklärung über die Notwendigkeit des diagnostischen Eingriffs als letzte Möglichkeit und letzter Versuch, einen Ansatz für die Behandlung der schweren und fortschreitenden Erkrankung zu finden, aus (hier: DSA als letzte Möglichkeit, die Blutungsquelle zu finden und Ansätze für eine Therapie zu gewinnen).

  OLG München, Urteil vom 31. Mai 2012, Az: 1 U 3884/11, MedR 2013, S. 604

Empfehlungen zur Aufklärung der Krankenhauspatienten

- Ein Patient ist vor einer intravenösen Injektion in die Ellenbogenbeuge (zur Vorbereitung eines Schilddrüsen-Szintigramms) über das Risiko von Nervenirritationen bis hin zu einer Nervenläsion aufzuklären.
  Nicht aufzuklären ist über Risiken, die sich auch für einen medizinischen Laien aus der Art des Eingriffs ohnehin ergeben, z.B. bei Injektionen das Risiko einer Rötung der Einstichstelle sowie kleinerer Hämatome.
  OLG Dresden, Urteil vom 24. Juli 2008, Az: 4 U 1857/07, MedR 2009, S. 410

5. Risikoaufklärung

Im Rahmen der Risikoaufklärung ist dem Patienten ein allgemeines Bild von der Art und Schwere des konkreten Risikospektrums des geplanten Eingriffs zu vermitteln; insbesondere muss ihm ein zutreffender Eindruck über mögliche dauernde oder vorübergehende Nebenfolgen des ärztlichen Eingriffs vermittelt werden.

Über Risiken, die mit der Eigenart eines Eingriffs spezifisch verbunden sind (typische Risiken), ist unabhängig von der Komplikationsrate aufzuklären. Bei anderen Risiken (atypischen Risiken) ist die Aufklärung in der Regel abhängig von der Komplikationsrate. Über seltene Risiken ist auch dann aufzuklären, wenn sie bei einer Verwirklichung die Lebensführung des Patienten nachhaltig belasten.

Rechtsprechung

- Auch über ein gegenüber dem Hauptrisiko des Eingriffs (Querschnittslähmung) weniger schweres Risiko (Falschgelenkbildung, Verwachsungen im Brustraum und Rippeninstabilitäten) ist aufzuklären, wenn dieses dem Eingriff spezifisch anhaftet, es für den Laien überraschend ist und durch die Verwirklichung des Risikos die Lebensführung des Patienten schwer belastet würde.
BGH, Urteil vom 10. Oktober 2006, Az: VI ZR 74/05, NJW 2007, S. 217, MedR 2008, S. 289

- Eine Aufklärungspflicht kann auch bei Risiken mit einer äußerst geringen Komplikationsdichte (Gefäßverletzung) bestehen. Entscheidend ist, dass es sich um ein spezifisch mit dem Eingriff verbundenes Risiko handelt, das bei seiner Verwirklichung die Lebensführung des Patienten besonders belastet. Die Frage, wann ein spezifisches Risiko anzunehmen ist, ist eine Frage des Einzelfalles.
BGH, Beschluss vom 30. November 2004, Az: VI ZR 209/04, MedR 2005, S. 159

- Entscheidend für die ärztliche Hinweispflicht ist nicht ein bestimmter Grad der Risikodichte, insbesondere nicht eine bestimmte Statistik.
BGH, Urteil vom 15. Februar 2000, Az: VI ZR 48/99, NJW 2000, S. 1784

- Wahrscheinlichkeitsangaben im Rahmen der Selbstbestimmungsaufklärung vor einer ärztlichen Behandlung haben sich grundsätzlich nicht an den in Beipackzetteln für Medikamente verwendeten Häufigkeitsdefinitionen des Medical Dictionary for Regulatory Activities (MedDRA) zu orientieren. Dies gilt auch, wenn die Wahrscheinlichkeitsangaben in einem (schriftlichen) Aufklärungsbogen enthalten sind.
BGH, Urteil vom 29. Januar 2019, Az: VI ZR 117/18, NJW 2019, S. 1283

Empfehlungen zur Aufklärung der Krankenhauspatienten

- Die Grundaufklärung setzt voraus, dass der Patient auch einen Hinweis auf das schwerste in Betracht kommende Risiko erhalten hat, das dem Eingriff spezifisch anhaftet (Hinweis auf Querschnittslähmung bei Myelographie).
  BGH, Urteil vom 14. November 1995, Az: VI ZR 359/94, VersR 1996, S.195

- Es kommt grundsätzlich nicht darauf an, ob auch über andere Risiken, die sich nicht verwirklicht haben, hätte aufgeklärt werden müssen, wenn sich (nur) ein Risiko verwirklicht, über das aufgeklärt werden musste und über das auch tatsächlich aufgeklärt worden ist. Vielmehr kann aus dem Eingriff keine Haftung hergeleitet werden, wenn der Patient in Kenntnis des verwirklichten Risikos seine Einwilligung erteilt hat.
  BGH, Urteil vom 13. Juni 2006, Az: VI ZR 323/04, NJW 2006, S. 2477, MedR 2006, S. 650

- Hat sich gerade das Risiko verwirklicht, über das aufgeklärt werden musste und tatsächlich aufgeklärt worden ist, so spielt es regelmäßig keine Rolle, ob bei der Aufklärung auch andere Risiken der Erwähnung bedurften. Vielmehr kann aus dem Eingriff keine Haftung hergeleitet werden, wenn der Patient in Kenntnis des verwirklichten Risikos seine Einwilligung erteilt hat.
  KG Berlin, Urteil vom 2. Dezember 2013, Az: 20 U 292/12

- Ist die Grundaufklärung fehlerhaft, weil der Patient nicht auf das schwerste Risiko des Eingriffs (Querschnittslähmung bei Diskographie und Lasernervenwurzel-dekompression) hingewiesen wurde, haftet der Arzt auch dann, wenn sich statt des Risikos, über das nicht oder nur unzureichend aufgeklärt worden ist, ein anderes Risiko, über das aufgrund der Seltenheit nicht aufgeklärt werden musste, verwirklicht.
  BGH, Urteil vom 30. Januar 2001, Az: VI ZR 353/99, VersR 2001, S. 592

- Grundsätzlich hat der Arzt den Patienten auch über seltene, sogar sehr seltene Risiken aufzuklären, wenn deren Realisierung die Lebensführung des Patienten schwer belasten würde und die entsprechenden Risiken trotz ihrer Seltenheit für den Eingriff spezifisch, für den Laien aber überraschend sind (hier: Risiko von 0,1%, dass bei einem infrarenalen Aorteneingriff wegen eines Bauchaortenaneurysmas eine postoperative spinale Ischämie als Operationsfolge eintreten kann).
  OLG Bremen, Urteil vom 2. April 2015, Az: 5 U 12/14

- Ein ausdrücklicher Hinweis auf das Mortalitätsrisiko ist erforderlich, wenn es entweder angesichts des gesundheitlichen Risikoprofils des Patienten oder angesichts der dem Eingriff anhaftenden besonderen Gefahren als nicht fernliegende Komplikation angesehen werden kann (Perikardektomie bei sog. Panzerherz).
  BGH, Urteil vom 8. Mai 1990, Az: VI ZR 227/89, VersR 1990, S. 1010

Teil II Leitsätze zum Aufklärungsgespräch

- Als allgemein bekanntes Risiko einer größeren Operation (Hüft-TEP-Operation unter Spinalanästhesie wegen Coxarthrose) muss auf die Möglichkeit, daran unter ungünstigen Umständen versterben zu können, nicht ohne Weiteres hingewiesen werden

  Anmerkung: Vorliegend handelte es sich um eine nicht voraussehbare Verkettung unglücklicher Umstände: Die Verletzung einer Beckenschlagader führte zu einer inneren Blutung und zum Tode.

  OLG Frankfurt, Urteil vom 16. November 2010, Az: 8 U 88/10, RDG 2011, S. 137

- Besteht bei einer Operation (hier: Nierenbeckenplastik) stets ein Risiko (Anastomoseninsuffizienz), dessen Verwirklichung zu einer Nachoperation mit erhöhter Gefahr einschneidender Folgen für den Patienten (Verlust einer Niere) führt, so hat der Arzt auch darüber schon vor dem ersten Eingriff aufzuklären.

  BGH, Urteil vom 9. Juli 1996, Az: VI ZR 101/95, NJW 1996, S. 3073

- Ein Arzt muss im Allgemeinen nur über unmittelbare Operationsrisiken aufklären. Dass die postoperative Fehlreaktion auf eine eingriffsimmanente Komplikation (Schädigung des Harnleiters bei Uterusentfernung) zu einer schwerwiegenden Beeinträchtigung führen kann (Verlust einer Niere), ist nicht von der ärztlichen Aufklärungspflicht umfasst.

  OLG Koblenz, Urteil vom 10. April 2008, Az: 5 U 1440/06, VersR 2009, S. 980

- Das Risiko, dass – selbst bei fehlerfreier Durchführung – ein beabsichtigter Eingriff (dreifache Becken-Osteotomie) nicht nur erfolglos bleiben, sondern darüber hinaus zu einer Beschwerdeverschlimmerung (massive Verschlechterung des Gangbildes und der Standfestigkeit sowie eines weiteren Verlustes an Mobilität) führen kann, stellt einen aufklärungspflichtigen Umstand dar.

  Der seit ihrer Geburt an einer spastischen Tetraplegie (krampfhafte Lähmung der Gliedmaßen) mit Hüftdysplasie links (Mangelentwicklung, Abflachung der Hüftgelenkspfanne) leidenden Patientin hätten alle Fakten für die Abwägung von Nutzen und Risiken der Operation im Sinne einer Schaden-Nutzen-Relation mitgeteilt werden müssen.

  OLG Naumburg, Urteil vom 9. November 2010, Az: 1 U 44/10, VersR 2011, S. 1014

- Zu einer ordnungsgemäßen Aufklärung gehört es, auf den Stellenwert der Risiken gegenüber den Folgen einer Nichtbehandlung richtig und angemessen hinzuweisen. Beschränkte Erfolgsaussichten dürfen nicht verschwiegen oder verharmlost werden. Das bedeutet bei einer Wirbelsäulenoperation, dass der Komplexität der Entscheidung durch eine entsprechende, patientenbezogene und sorgfältige Aufklärung über die tatsächlichen Chancen der Besserung oder Heilung und über die möglichen Folgen einer Operation Rechnung getragen werden muss. Diesen Anforderungen wird eine Aufklärung nicht gerecht, bei der Chancen und

Empfehlungen zur Aufklärung der Krankenhauspatienten

Möglichkeiten objektiv unangemessen im Vordergrund vor den Risiken und den Möglichkeiten des Fehlschlagens (hier: Misserfolgsrisiko von 50%) stehen.
OLG Köln, Urteil vom 12. September 2012, Az: 5 U 152/11, MedR 2013, S. 723

- Eine Aufklärung, dass der Erfolg der Operation nicht dauerhaft garantiert werden kann, schuldet der Arzt in der Regel nicht, wenn das konkrete Problem dem Patienten als unmittelbare Operationsfolge bekannt war. Der dauerhafte Erfolg eines Eingriffs hängt vielfach auch ganz entscheidend von der postoperativen Compliance des Patienten und von sonstigen Umständen ab.

   Anmerkung: Der an Peniskrümmung leidende Patient war auf durchaus gravierende operationsbedingte neue Beeinträchtigungen wie Erektionsstörungen und Impotenz sowie auf die Möglichkeit der erneuten Krümmung hingewiesen worden.

   OLG Koblenz, Beschluss vom 24. August 2011, Az: 5 U 370/11, GesR 2011, S. 722

- Die Risikoaufklärung betrifft auch Routineeingriffe wie Injektionen oder Punktionen. Haften derartigen Routineeingriffen spezifische Infektionsrisiken mit möglicherweise schweren Folgen für die Lebensführung des Patienten an, ist der Patient hierüber aufzuklären.

   Zum Risiko einer Gelenkversteifung nach Injektion:
   BGH, Urteil vom 8. Juni 1993, Az: VI ZR 192/92, VersR 1993, S. 1110

   Zum Infektionsrisiko nach einer Kniegelenkspunktion:
   BGH, Urteil vom 14. Juni 1994, Az: VI ZR 260/93, VersR 1994, S. 1302

- Wenn ein Patient zu einem aus medizinischer Sicht unvernünftigen oder allzu risikoreichem Eingriff (Legen eines suprapubischen Blasenkatheters) drängt, darf der Arzt dem erst nachgeben, wenn er den Patienten über die allgemeinen und speziellen Risiken informiert hat.

   OLG Koblenz, Beschluss vom 14. April 2005, Az: 5 U 1610/04, VersR 2006, 123

- Eine verunsicherte Patientin mit einer irrationalen, übertriebenen Angst vor einer Krebserkrankung (Aussage des Radiologen, sie lebe mit einer „tickenden Zeitbombe"), die zu jeder Zeit fest entschlossen ist, eine Mastektomie vornehmen zu lassen, bedarf auch einer Aufklärung, die auf ihre Ängste und ihre Verzweiflung „patientenbezogen" eingeht. Der Komplexität und Tragweite der Entscheidung zu einer sich letztlich als unnötig erwiesenen Operation muss Rechnung getragen werden. Einer möglicherweise übertriebenen Furcht vor Erkrankung muss der Arzt entgegenwirken. Sorgfältig nachzugehen hat der Arzt einem möglicherweise auf unzureichender Kenntnis beruhenden Verzicht der Patientin auf weitere diagnostische Maßnahmen (MRT-Untersuchung).

   OLG Köln, Urteil vom 17. März 2010, Az: 5 U 51/09, VersR 2011, S. 81

- Der Arzt ist nicht verpflichtet, den Patienten über Risiken aufzuklären, die nur durch eine fehlerhafte Behandlung entstehen können.
  BGH, Urteil vom 19. März 1985, Az: VI ZR 227/83, NJW 1985, S. 2193

- Ein Arzt haftet nicht für eine unterbliebene Aufklärung über mögliche Behandlungsfehler.

  Anmerkung: *Im vorliegenden Fall hat der Orthopäde vorwerfbar ein zu gering dimensioniertes Inlay (Kniegelenksprothese) gewählt, worin seine haftungsrelevante Pflichtwidrigkeit lag. Stattdessen konnte die Haftung nicht auf den Vorwurf gestützt werden, über die Gefahr einer Fehldimensionierung sei nicht aufgeklärt worden.*

  OLG Karlsruhe, Beschluss vom 12. Dezember 2014, Az: 5 U 1191/14, MedR 2015, S. 735

Empfehlungen zur Aufklärung der Krankenhauspatienten

6. Aufklärung über alternative Behandlungsmethoden

Die Wahl der Behandlungsmethode ist primär Sache des Arztes. Das bedeutet, dass der Arzt dem Patienten nicht ungefragt erläutern muss, welche Behandlungsmethoden in Betracht kommen und was für bzw. gegen die eine oder andere Methode spricht, so lange der Arzt eine Behandlungsmethode wählt, die dem medizinischen Standard – zum Zeitpunkt der Behandlung – entspricht. Stehen für eine medizinisch sinnvolle und indizierte Therapie jedoch mehrere wissenschaftlich anerkannte Behandlungsmethoden zur Verfügung, die sich hinsichtlich Belastungen, Risiken oder Erfolgschancen voneinander unterscheiden, so muss die Aufklärung auch diese alternativen Untersuchungs- und Behandlungsmöglichkeiten sowie deren Risiken umfassen.

Patientenrechtegesetz

- Bei der Aufklärung ist auch auf Alternativen zur Maßnahme hinzuweisen, wenn mehrere medizinisch gleichermaßen indizierte und übliche Methoden zu wesentlich unterschiedlichen Belastungen, Risiken oder Heilungschancen führen können.

    § 630e Abs. 1 Satz 3 BGB

- Über therapeutische Verfahren, die sich erst in der Erprobung befinden und damit noch nicht zum medizinischen Standard zählen, muss der Arzt den Patienten nicht ungefragt aufklären, selbst wenn sie an sich als Therapiealternativen in Betracht kämen.

    Bundestags-Drucksache 17/10488 vom 15.08.2012, Gesetzentwurf der Bundesregierung zum Entwurf eines Gesetzes zur Verbesserung der Rechte von Patientinnen und Patienten, B. Besonderer Teil, zu Artikel 1, zu Nummer 4, zu § 630e, S. 24

Rechtsprechung

a) Allgemeine Grundsätze
b) Konkrete Beispiele
c) Im Bereich der Geburtshilfe
d) Im Bereich der psychotherapeutischen Behandlung
e) Hinsichtlich anderenorts vorhandener Ausstattung

a) Allgemeine Grundsätze

- Stehen mehrere medizinisch gleichermaßen indizierte Behandlungsmethoden zur Verfügung, die unterschiedliche Risiken und Erfolgschancen aufweisen, besteht also eine echte Wahlmöglichkeit für den Patienten, muss dieser über die verschiedenen Methoden (im vorliegenden Fall das herkömmliche Verfahren mit manueller Technik und das noch nicht allgemein etablierte robotergestützte Neulandverfahren „Robodoc") aufgeklärt werden.
  BGH, Urteil vom 13. Juni 2006, Az: VI ZR 323/04, NJW 2006, S. 2477, MedR 2006, S. 650

- Bestehen mehrere medizinisch gleichermaßen indizierte und übliche Behandlungsmethoden, die wesentlich unterschiedliche Risiken und Erfolgschancen aufweisen, besteht mithin eine echte Wahlmöglichkeit für den Patienten, dann muss diesem nach entsprechend vollständiger ärztlicher Aufklärung die Entscheidung überlassen bleiben, auf welchem Wege die Behandlung erfolgen soll und auf welches Risiko er sich einlassen will. (Es geht dabei um die dem Patienten geschuldete Selbstbestimmungs- oder Risikoaufklärung und nicht um Sicherungsaufklärung.)
  BGH, Urteil vom 15. März 2005, Az: VI ZR 313/03, NJW 2005, S. 1718, MedR 2005, S. 599

- Die ärztliche Aufklärungspflicht setzt in Fällen zur Verfügung stehender Behandlungsalternativen nicht voraus, dass die wissenschaftliche Diskussion über bestimmte Risiken einer Behandlung bereits abgeschlossen ist und zu allgemein akzeptierten Ergebnissen geführt hat. Es genügt vielmehr, dass ernsthafte Stimmen in der medizinischen Wissenschaft auf bestimmte, mit einer Behandlung verbundene Gefahren hinweisen (Risiko einer tiefen Beinvenenthrombose bei Ruhigstellung).
  BGH, Urteil vom 21. November 1995, Az: VI ZR 329/94, NJW 1996, S. 776

- Ein Arzt, der eine medizinische Standardtherapie anwendet, muss dem Patienten nicht ungefragt erläutern, welche alternativen Operationstechniken anderweitig möglich wären. Dies gilt erst recht, wenn aus prognostischer Sicht Unterschiede zwischen den diversen Operationstechniken nicht gravierend sind (hier: Operation eines offenen Mittelfingerbruchs).
  OLG München, Urteil vom 10. November 2011, Az: 1 U 306/11, GesR 2012, S. 85

- Über unterschiedliche Operationstechniken (hier: zur Behandlung einer zervikalen Spinalkanalstenose) muss der Arzt den Patient nicht aufklären, falls die Chancen und Risiken sämtlicher Operationsmethoden nahezu identisch sind.
  OLG Koblenz, Urteil vom 22. Juli 2015, Az: 5 U 758/14, MDR 2015, S. 1183

- Bei einer Sigmaresektion bedarf es keiner Aufklärung über alternative Verschlusstechniken und über die Verwendung eines Klammerschneidegerätes sowie der

Empfehlungen zur Aufklärung der Krankenhauspatienten

einzelnen Operationsschritte, insbesondere an welcher Stelle genau das Klammerschneidegerät angesetzt wird und inwieweit der Darm nach rechts oder links verschoben werden muss. Es handelt sich vielmehr um Details innerhalb einer Operationsmethode, die nicht aufklärungspflichtig sind.

OLG München, Urteil vom 31. Mai 2012, Az: 1 U 2459/11, KHE 2012, S. 53

- Wenn keine wesentlichen Unterschiede der in Betracht kommenden Varianten bestehen, diese also in etwa gleichwertige und gleichartige Chancen und Risiken haben, bleibt es Sache des Arztes, welches Vorgehen er wählt. Der Arzt ist demnach nicht verpflichtet, mit dem Patienten sämtliche auf dem Markt befindlichen Medizinprodukte durchzusprechen und Materialvarianten darzustellen (hier: verschiedene Linsenarten vor einer Kataraktoperation).

OLG München, Beschluss vom 20. April 2012, Az: 1 U 4430/11, RID 12-02-283, S. 106

- Über verschiedene zur Wahl stehende Operationsverfahren muss der Arzt grundsätzlich nicht von sich aus aufklären. Dies gilt auch für die unterschiedlichen operativen Zugangsarten, die bei der Implantation einer Hüftgelenksprothese nach herkömmlicher Technik in Betracht kommen.

OLG Karlsruhe, Urteil vom 23. März 2011, Az: 7 U 79/10, GesR 2011, S. 356

- Ob der Arzt eine Schleimbeutelentzündung mit einem zirkulären Cast-Tutor (Gipsverband), mit einem geschalteten Cast oder einer Orthese behandelt, ist lediglich eine Frage der Behandlungstechnik, über die der Patient nicht aufgeklärt werden muss.

OLG Karlsruhe, Urteil vom 23. März 2011, Az: 7 U 116/10, GesR 2011, S. 360

- Besteht die Möglichkeit, eine Operation durch eine konservative Behandlung zu vermeiden, und ist die Operation deshalb nur relativ indiziert, so muss der Patient hierüber aufgeklärt werden (Teilresektion eines Wirbelbogens bei Bandscheibenprolaps).

BGH, Urteil vom 22. Februar 2000, Az: VI ZR 100/99, NJW 2000, S. 1788

- Die Pflicht des Arztes, den Patienten über Behandlungsalternativen aufzuklären, entfällt, wenn eine an sich gegebene Behandlungsalternative im konkreten Fall wegen anderer behandlungsbedürftiger Verletzungen des Patienten ausscheidet (operative statt konservativer Behandlung einer Sprengung des Schultereckgelenks wegen zusätzlicher Unfallverletzungen).

BGH, Urteil vom 7. April 1992, Az: VI ZR 224/91, VersR 1992, S. 831

- Bei Verwendung einer teilzementierten Hüftgelenksendprothese ist nicht von einer Verletzung der ärztlichen Aufklärungspflicht auszugehen, wenn dem Patienten zwar eine zementfreie Verankerung empfohlen, im Aufklärungsgespräch jedoch

nicht explizit ausgeschlossen wird, dass möglicherweise während der Operation von dieser Vorgehensweise abgewichen wird.
OLG Koblenz, Urteil vom 27. April 2016, Az: 5 U 848/14, ArztR 2016, S. 299

- Eine Behandlungsalternative ist nicht aufklärungsbedürftig, wenn die Therapiewahl vom Ergebnis einer intraoperativen Voruntersuchung abhängt und deshalb erst anhand der im Rahmen des diagnostischen Eingriffs zu Tage getretenen Befundlage getroffen werden kann (hier: Implantation eines Stents nach vorausgegangener Herzkatheteruntersuchung).
OLG Bamberg, Beschluss vom 27. November 2015, Az: 4 U 82/15, GesR 2016, S. 492

- Eine Haftung wegen eines Aufklärungsversäumnisses über Behandlungsalternativen scheidet aus, wenn die objektiv fehlerhafte Aufklärung auf einem Diagnoseirrtum beruht, der sich mangels Vorwerfbarkeit nicht als haftungsbegründender Behandlungsfehler darstellt.
OLG Köln, Urteil vom 3. November 1997, Az: 5 U 98/97, VersR 1999, S. 98

b) Konkrete Beispiele

- Steht neben dem invasiven Vorgehen durch Implantation eines Spinalkatheters im Bereich der Lendenwirbelsäule (aufgrund schwerer chronischer Rückenschmerzen) die Möglichkeit der Fortsetzung der konservativen Therapie mit einer erneuten Änderung der Medikation und einer regelgerechten Psychotherapie medizinisch zur Wahl, so muss der Arzt über beide Behandlungsalternativen mit unterschiedlichen Belastungen – insbesondere durch den operativen Eingriff einerseits und die zu erwartenden Nebenwirkungen andererseits – und auch mit unterschiedlichen Risiken aufklären.
BGH, Beschluss vom 17. Dezember 2013, Az: VI ZR 230/12, NJW 2014, S. 1529

- Durchaus kann auch eine konservative Behandlung oder ein bloßes Abwarten eine Behandlungsalternative zu einer Operation sein, über die der Patient informiert sein muss, insbesondere wenn sich Beschwerden oder körperliche Beeinträchtigungen dadurch wieder geben können.
OLG München, Beschluss vom 20. April 2012, Az: 1 U 4430/11, RID 12-02-283, S. 106

- Eine echte Wahlmöglichkeit, über die der Patient vor einer relativ indizierten Operation aufzuklären ist, stellt die konservative oder rein abwartende Behandlung nur dann dar, wenn begründete Aussicht besteht, dass hiermit mehr als nur eine kurzzeitige Beschwerdelinderung erreicht werden kann.
OLG Dresden, Urteil vom 27. März 2018, Az: 4 U 1457/17

Empfehlungen zur Aufklärung der Krankenhauspatienten

- Vor der operativen Behandlung eines Hirntumors muss der Patient für seine wirksame Einwilligung nicht auf die Strahlentherapie als Behandlungsalternative hingewiesen werden. (Die vor der Strahlentherapie notwendige Biopsie ist mit vergleichbaren Risiken wie die Operation verbunden.)

    OLG Naumburg, Urteil vom 14. Mai 2019, Az: 1 U 48/18, MedR 2020, S. 217

- Vor einer minimalinvasiven TASH-Behandlung (Transkoronare Ablation der Septumhypertrophie) kann über eine Myektomie als gleichwertige Behandlungsmethode aufzuklären sein. Dabei kann es nicht genügen, die Myektomie nur als ultima ratio darzustellen.

    Anmerkung: *Re-Tash und Myektomie waren in der konkreten Behandlungssituation des Klägers gleichwertige Behandlungsalternativen mit jeweils unterschiedlichen Risiken und Erfolgschancen.*

    OLG Hamm, Urteil vom 10. April 2018, Az: 26 U 67/17, RDG 2018, S. 199

- Hat ein Patient mit Rückenschmerzen aufgrund ärztlichen Rates vielfältige konservative Behandlungsversuche (Kur, Physiotherapie, Medikamente, Schmerztherapie) hinter sich und sucht dann wegen anhaltender Schmerzen eine Klinik auf, um sich über eine Operation beraten zu lassen, so muss er dort über die Fortsetzung der konservativen Behandlung als Alternative nicht mehr besonders aufgeklärt werden.

    OLG Naumburg, Urteil vom 25. April 2013, Az: 1 U 67/12, GesR 2013, S. 721

- Bei einer Leistenbruchoperation ist über die in Betracht kommenden verschiedenen Operationsmöglichkeiten (mit und ohne Netzimplantation, konventionell oder in laparoskopischer Technik) aufzuklären, da es sich um mittlerweile standardmäßige Methoden zur Leistenbruchversorgung handelt, die im Hinblick auf die Möglichkeiten eines Rezidivs des Leistenbruches sowie die auftretenden speziellen Risiken unterschiedlich sind.

    Brandenburgisches OLG, Urteil vom 15. Juli 2010, Az: 12 U 232/09, VersR 2011, S. 267

- Eine total extraperitoneale Hernioplastik (TEPP/TEP) ist gegenüber einer transabdominellen präperitonealen Hernioplastik (TAPP) mit geringeren, allerdings anderen Risiken behaftet. Daher muss ein Patient über beide Methoden auch dann aufgeklärt werden, wenn die alternativ in Betracht kommende im jeweiligen Krankenhaus nicht praktiziert wird. (Bei dem im Jahre 2007 erfolgten Eingriff erfolgte eine Dünndarmperforation.)

    OLG Koblenz, Urteil vom 15. Oktober 2014, Az: 5 U 976/13, GesR 2015, S. 91

- Ist unklar, ob eine Meralgia paraesthetica, ein Wurzelreizsyndrom der Lendenwirbelsäule oder beides vorliegt, darf der vom Arzt favorisierte Behandlungsweg (Bandscheibenoperation) nur beschritten werden, wenn er die konkrete Problemsituation und die beiden in Betracht kommenden, völlig unterschiedlichen

Handlungsoptionen (Bandscheibenoperation oder Infiltrationsbehandlung) mit dem Patienten erörtert.
OLG Koblenz, Urteil vom 10. Juni 2010, Az: 5 U 1461/08, MedR 2011, S. 512; VersR 2011, S. 1149

- Vor einer Knorpel-/Knochentransplantation vom Knie- in das Sprunggelenk muss der Arzt den Patienten nicht darüber aufklären, an welcher Stelle des Kniegelenks er Knorpel entnimmt, wenn das konkrete Behandlungskonzept dem Stand der medizinischen Wissenschaft zum Zeitpunkt des Eingriffs (vorliegend 2002) entspricht.
OLG Koblenz, Beschluss vom 6. Januar 2010, Az: 5 U 949/09, VersR 2010, S. 908

- Ob eine Hüft-Totalendoprothese einzementiert oder zementfrei eingebracht wird, ist nicht nur eine Frage der Behandlungsmethode, die ausschließlich vom Behandler zu entscheiden ist. Wenn wesentliche Aspekte der nachoperativen Lebensführung (etwa die Frage, ob und inwieweit sich der Patient zutraut, das Bein hinreichend zu entlasten) davon abhängen, kann es sich um eine echte Behandlungsalternative handeln, über die der Patient zur wirksamen Einwilligung in die Operation aufzuklären ist.
OLG Köln, Urteil vom 10. Januar 2018, Az: 5 U 104/15, VersR 2019, S. 490

- Kann eine Ovarialzyste auf laparoskopischem Weg oder durch Laparotomie beseitigt werden, muss der Arzt die Patientin darüber und über die spezifischen Risiken der beiden in Betracht kommenden Möglichkeiten aufklären, sofern keine der beiden Methoden im konkreten Fall eindeutige Vorteile hat. Etwas anderes gilt nur dann, wenn die vom Arzt gewählte Methode die standardmäßige Verfahrensweise ist.
OLG Koblenz, Urteil vom 12. Oktober 2006, Az: 5 U 456/06, MedR 2007, S. 175

c) **Im Bereich der Geburtshilfe**

- Der geburtsleitende Arzt muss von sich aus auf die Möglichkeit einer Schnittentbindung hinweisen, wenn im Falle der vaginalen Geburt für die Mutter oder das Kind ernstzunehmende Gefahren drohen und daher gewichtige Gründe für eine Schnittentbindung sprechen (Kaiserschnitt statt Vakuumextraktion bei Risikoschwangerschaft oder vaginaler Geburt bei Zwillingsschwangerschaft).
BGH, Urteil vom 06. August 1993, Az: 24 U 645/90, VersR 1994, S. 1345
BGH, Urteil vom 14. September 2004, Az: VI ZR 186/03, NJW 2004, S. 3703

- Bei der Wahl zwischen vaginaler Entbindung, ggf. mit Vakuum-Extraktion, und Schnittentbindung handelt es sich für die davon betroffene Frau um eine grundlegende Entscheidung, bei der sie entweder ihrem eigenen Leben oder dem Leben und der Gesundheit ihres Kindes Priorität einräumt. Das Recht jeder Frau, selbst darüber bestimmen zu dürfen, muss möglichst umfassend gewährleistet werden.

Andererseits soll die werdende Mutter während des Geburtsvorgangs aber auch nicht ohne Grund mit Hinweisen über die unterschiedlichen Gefahren und Risiken der verschiedenen Entbindungsmethoden belastet werden, und es sollen ihr nicht Entscheidungen für eine dieser Methoden abverlangt werden, solange es noch ganz ungewiss ist, ob eine solche Entscheidung überhaupt getroffen werden muss. Darüber hinaus muss jede Aufklärung auch einen konkreten Gehalt haben; ein Aufklärungsgespräch auf so unsicherer Grundlage müsste weitgehend theoretisch bleiben. Eine vorgezogene Aufklärung über die unterschiedlichen Risiken der verschiedenen Entbindungsmethoden ist deshalb nicht bei jeder Geburt erforderlich und auch dann noch nicht, wenn nur die theoretische Möglichkeit besteht, dass im weiteren Verlauf eine Konstellation eintreten kann, die als relative Indikation für eine Schnittentbindung zu werten ist.

Eine solche Aufklärung ist jedoch immer dann erforderlich und muss dann bereits zu einem Zeitpunkt vorgenommen werden, zu dem die Patientin sich noch in einem Zustand befindet, in dem diese Problematik mit ihr besprochen werden kann, wenn deutliche Anzeichen dafür bestehen, dass sich der Geburtsvorgang in Richtung auf eine solche Entscheidungssituation entwickeln kann, in der die Schnittentbindung notwendig oder zumindest zu einer echten Alternative zur vaginalen Entbindung wird. Das ist etwa dann der Fall, wenn sich bei einer Risikogeburt konkret abzeichnet, dass sich die Risiken in Richtung auf die Notwendigkeit oder die relative Indikation einer Schnittentbindung entwickeln können.

BGH, Urteil vom 17. Mai 2011, Az: VI ZR 69/10, MedR 2012, S. 252

- Eine Aufklärung über eine alternative Behandlungsmöglichkeit ist erforderlich, wenn für eine medizinisch sinnvolle und indizierte Therapie mehrere gleichwertige Behandlungsmöglichkeiten zur Verfügung stehen, die zu jeweils unterschiedlichen Belastungen des Patienten führen oder unterschiedliche Risiken und Erfolgschancen bieten. Gemäß diesem allgemeinen Grundsatz braucht der geburtsleitende Arzt in einer normalen Entbindungssituation, in der die Schnittentbindung medizinisch nicht indiziert und deshalb keine echte Alternative zur vaginalen Geburt ist, ohne besondere Veranlassung die Möglichkeit einer Schnittentbindung nicht zur Sprache zu bringen.

Anders liegt es aber, wenn für den Fall, dass die Geburt vaginal erfolgt, für das Kind ernstzunehmende Gefahren drohen, daher im Interesse des Kindes gewichtige Gründe für eine Schnittentbindung sprechen und diese unter Berücksichtigung auch der Konstitution und der Befindlichkeit der Mutter in der konkreten Situation eine medizinisch verantwortbare Alternative darstellt. In einer solchen Lage darf sich der Arzt nicht eigenmächtig für eine vaginale Geburt entscheiden. Vielmehr muss er die Mutter über die für sie und das Kind bestehenden Risiken sowie über die Vor- und Nachteile der verschiedenen Entbindungsmethoden aufklären und sich ihrer Einwilligung für die Art der Entbindung versichern.

Gleiches gilt, wenn aufgrund konkreter Umstände die ernsthafte Möglichkeit besteht, dass im weiteren Verlauf eine Konstellation eintritt, die als relative Indikation für eine Schnittentbindung zu werten ist. Eine – vorgezogene – Aufklärung über die unterschiedlichen Risiken und Vorteile der verschiedenen Entbindungsmethoden ist deshalb bereits dann erforderlich, wenn deutliche Anzeichen dafür bestehen, dass sich der Zustand der Schwangeren bzw. der Geburtsvorgang so entwickeln können, dass die Schnittentbindung zu einer echten Alternative zur vaginalen Entbindung wird. Denn nur dann wird das Selbstbestimmungsrecht der Schwangeren, die die natürliche Sachwalterin der Belange auch des Kindes ist, gewahrt. Bei der Wahl zwischen vaginaler Entbindung und Schnittentbindung handelt es sich für die davon betroffene Frau um eine grundlegende Entscheidung, bei der sie entweder ihrem eigenen Leben oder dem Leben und der Gesundheit ihres Kindes Priorität einräumt. Das Recht jeder Frau, selbst darüber bestimmen zu dürfen, muss möglichst umfassend gewährleistet werden.

BGH, Urteil vom 28. Oktober 2014, Az: VI ZR 125/13, MedR 2015, S. 721

- Besteht die ernsthafte Möglichkeit, dass die Schnittentbindung im weiteren Verlauf als relativ indiziert anzusehen sein wird, und klärt der Arzt die Schwangere in Hinblick darauf über die verschiedenen Entbindungsmethoden und die mit ihnen im konkreten Fall verbundenen Risiken auf, so muss er die Schwangere grundsätzlich nicht nochmals über die Möglichkeit der Schnittentbindung unterrichten, wenn die ernsthaft für möglich gehaltene Entwicklung eingetreten und die Sectio zur gleichwertigen Behandlungsalternative geworden ist. Der Arzt braucht die erfolgte Aufklärung in einem solchen Fall nicht zu wiederholen. Denn er hat der Schwangeren bereits die zur eigenverantwortlichen Ausübung ihres Selbstbestimmungsrechts erforderliche Entscheidungsgrundlage vermittelt (informed consent) und damit seine Verpflichtung zur Aufklärung erfüllt.

BGH, Urteil vom 28. Oktober 2014, Az: VI ZR 125/13, MedR 2015, S. 721

- Der Geburtshelfer hat über die Möglichkeit der Schnittentbindung nur dann aufzuklären, wenn im konkreten Fall eine medizinische Indikation besteht (Beckenendlage, Missverhältnis zwischen Kindesgröße und mütterlichem Becken, übergroßes Kind usw.). Eine Fehleinschätzung des tatsächlichen Geburtsgewichts (vorliegend 4.630 Gramm) belegt kein ärztliches Versäumnis, wenn die vorgeburtlichen Parameter vertretbar gedeutet wurden.

OLG Koblenz, Urteil vom 12. Juni 2008, Az: 5 U 1198/07, VersR 2009, S. 70

- Nach den Empfehlungen der Deutschen Gesellschaft für Gynäkologie und Geburtshilfe zu den ärztlichen Beratungs- und Aufklärungspflichten bei der Geburtshilfe (AWMF-Leitlinien-Register Nr. 015/043) ist die Geburt ein natürlicher Vorgang und kein „Eingriff", dem die Schwangere zustimmen müsste. Insbesondere veranlasst sie den Arzt nicht zu einer indikationslosen Schnittentbindung. Bei einem problemlosen Verlauf der Schwangerschaft und ohne konkreten Anlass ist der Arzt deshalb nicht verpflichtet, mit der Schwangeren rein vorsorglich über mögliche Komplikationen bei der Entbindung und einen dann etwa notwendigen operativen Eingriff zu sprechen. Nur wenn eine Schnittentbindung im konkreten Fall eine medizinisch vertretbare, ernsthaft in Betracht zu ziehende Alternative ist (z.B. Beckenendlage, Missverhältnis zwischen Kindesgröße und mütterlichem Becken, übergroßes Kind usw.), hat der Geburtshelfer, selbst wenn er zur vaginalen Entbindung neigt, zum Zeitpunkt einer im Rahmen der Entbindungssituation noch möglichen Beratung der Gebärenden eine ihrem Selbstbestimmungsrecht genügende Entscheidungsfreiheit einzuräumen.

OLG Koblenz, Urteil vom 12. März 2014, Az: 5 U 854/13, VersR 2015, S. 491

- Eine Haftung wegen Unterlassens der (vorgezogenen) Aufklärung über die Behandlungsalternative der Sectio kommt dann in Betracht, wenn die Sectio später durchgeführt wird, als sie bei rechtzeitiger Aufklärung durchgeführt worden wäre, und diese Verzögerung zu einem Geburtsschaden geführt hat.

    Anmerkung: Bei Gefahr eines Geburtsschadens durch Verzögerung muss die Aufklärung über die Behandlungsalternative der Sectio also vorgezogen werden!

    BGH, Urteil vom 28. August 2018, Az: VI ZR 509/17, VersR 2018, S. 1510

- Der Arzt muss nicht über die Alternative einer Kaiserschnittentbindung hinweisen bei einem zu erwartenden Geburtsgewicht des Kindes von ca. 3900 g.

    OLG Stuttgart, Urteil vom 29. Mai 2007, Az: 1 U 28/07, VersR 2007, S. 1417

- Bei einem zu erwartenden Geburtsgewicht von (je nach Schätzung deutlich) über 4000g in Zusammenschau mit weiteren Risikofaktoren (erheblichem Übergewicht der Mutter mit einem BMI von über 30 zu Beginn der Schwangerschaft und etwa 40 gegen deren Ende, dem Umstand, dass es sich um die dritte Geburt der Mutter gehandelt habe und nicht auszuschließendem Schwangerschaftsdiabetes) muss die Mutter frühzeitig über die Möglichkeit einer Schnittentbindung aufgeklärt werden.

    OLG Köln, Urteil vom 23. Januar 2019, Az: 5 U 69/16, MedR 2019, S. 803

- Vorgeburtlich ist nur dann zur Periduralanästhesie (PDA) aufzuklären, wenn die werdende Mutter zu erkennen gibt, sich dafür zu interessieren oder entscheiden zu wollen, oder wenn vorhersehbare Risiken dazu Anlass geben.

    OLG des Landes Sachsen-Anhalt, Urteil vom 6. Februar 2014, Az: 1 U 45/13, GesR 2015, S. 99

- Befindet sich das Kind bei einer Geburt bereits im unteren Drittel des Beckenausgangs und ist eine schnelle Beendigung der Geburt indiziert, bedarf es keiner Aufklärung der Gebärenden über die Alternativen von Vakuumextraktion oder Zangengeburt.

    OLG Karlsruhe, Urteil vom 31. Juli 2013, Az: 7 U 91/12; GesR 11/2013, S. 662; ZMGR 5/2013, S. 337

d) Im Bereich der psychotherapeutischen Behandlung

- Auch über die Risiken einer psychotherapeutischen Behandlung ist – nebst Alternativen – aufzuklären. Einer Aufklärung über alternative Therapieansätze bedarf es dann nicht, wenn diese Ansätze gleiche Risiken und Erfolgschancen haben. Haben die Therapien gleiche Erfolgschancen und Risiken, hat der Therapeut die Wahl der Behandlungsmethode. Unter Berücksichtigung dieser Grundsätze ist die Kognitive Verhaltenstherapie (KVT) in Verbindung mit der Klärungsorientierten Psychotherapie (KOP) eine Methode der Wahl.
  OLG Hamm, Urteil vom 11. November 2016, Az: 26 U 16/16, MedR 2017, S. 814

e) Hinsichtlich anderenorts vorhandener Ausstattung

- Solange dem Patienten im Krankenhaus eine Behandlung geboten wird, die dem jeweils zu fordernden medizinischen Standard genügt, ist er nicht darüber aufzuklären, dass dieselbe Behandlung anderenorts mit besseren personellen und attraktiveren Mitteln und deshalb mit einem etwas geringeren Komplikationsrisiko möglich ist (hier: Risiko einer Darmverletzung bei Elektrokoagulation mittels monopolarem statt bipolarem Hochfrequenzstrom). Anderes gilt, sobald Neuverfahren sich weitgehend durchgesetzt haben und dem Patienten entscheidende Vorteile bieten.
  BGH, Urteil vom 22. September 1987, BGHZ 102, S. 17

- Die ärztliche Beratungs- und Hinweispflicht erstreckt sich nicht auf eine Aufklärung darüber, dass mangels optimaler Ausstattung nicht die modernsten Methoden angewendet werden können oder in anderen Krankenhäusern gegebenenfalls modernere Apparaturen zur Verfügung stehen, wenn und soweit der Standard guter ärztlicher Behandlung gewährleistet ist und eine anderweitige Behandlung in Ansehung der konkreten Umstände des Falles nicht dringend geboten erscheint. Eine derart weitgehende Hinweispflicht ist insbesondere dann abzulehnen, wenn eine Standardbehandlung, die vielfach erprobt worden ist und sich in der Praxis langjährig bewährt hat, anwendbar ist und auch angewendet wird. Ein Patientenanspruch auf die denkbar beste apparative Ausstattung kann auch in einer Universitätsklinik nicht bejaht werden.
  OLG Köln, Urteil vom 19. August 1998, Az: 5 U 103/97, VersR 1999, S. 847

Empfehlungen zur Aufklärung der Krankenhauspatienten

7. Aufklärung vor Arzneimittelgabe

Ein Patient ist vor dem Einsatz eines neuen Medikaments über dessen – insbesondere typische, schwere und potenziell die Lebensführung beeinträchtigende – Risiken vollständig aufzuklären. Handelt es sich um ein Medikament, das in Deutschland noch nicht zugelassen ist, ist der Patient auch über die noch fehlende Zulassung sowie darüber aufzuklären, dass unbekannte Risiken derzeit nicht auszuschließen sind.

Kommt ein Medikament zur Anwendung, das für die beabsichtigte Therapie arzneimittelrechtlich nicht zugelassen ist (Off-Label-Use), ist auch über die fehlende arzneimittelrechtliche Zulassung für den konkreten Behandlungsfall sowie über den Versuchscharakter aufzuklären.

Rechtsprechung

- Der Arzt hat den Patienten vor dem ersten Einsatz eines (zugelassenen) Medikaments, dessen Wirksamkeit in der konkreten Behandlungssituation zunächst erprobt werden soll, über dessen Risiken vollständig aufzuklären. Dies gilt auch dann, wenn der Patient zuvor mit einem anderen Medikament behandelt worden ist – das sich für die Behandlung als ungeeignet erwiesen hat –, das ein ähnliches Risiko schwerwiegender Nebenwirkungen in sich birgt.
  BGH, Urteil vom 17. April 2007, Az: VI ZR 108/06, NJW 2007, S. 2771, VersR 2007, S. 999

- Bei möglichen schwerwiegenden Nebenwirkungen eines Medikaments ist neben dem Hinweis in der Gebrauchsinformation des Pharmaherstellers auch eine Aufklärung durch den das Medikament verordnenden Arzt erforderlich. Der Warnhinweis in der Packungsbeilage des Pharmaherstellers reicht nicht aus.
  BGH, Urteil vom 15. März 2005, Az: VI ZR 289/03, NJW 2005, S. 1716, VersR 2005, S. 834

- Der Arzt, der eine Behandlung mit einem neuen, noch nicht zugelassenen Medikament mit ungeklärten Risiken anwenden will, hat den Patienten nicht nur über die noch fehlende Zulassung, sondern auch darüber aufzuklären, dass unbekannte Risiken derzeit nicht auszuschließen sind.
  BGH, Urteil vom 27. März 2007, Az: VI ZR 55/05, NJW 2007, S. 2767, MedR 2007, S. 653

- Im Rahmen der Aufklärung über den Off-Label-Use eines Cortisonpräparates bei einem Clusterkopfschmerz muss der Begriff „Off-Label-Use" nicht fallen. Es reicht aus, wenn darüber aufgeklärt wird, dass es sich um einen Versuch handelt, mit Cortison zu einem guten Ergebnis zu kommen, sowie dass es sich um ein von dem Arzt selbst empfohlenes Medikament handelt, dessen Anwendung in diesem Zusammenhang jedoch nicht vom Beipackzettel gedeckt sei.
  LG Karlsruhe, Urteil vom 06. Mai 2011, Az: 6 O 285/09, RID 11-03-254

- Weist die Patienteninformation des Herstellers bei einem neu eingeführten Krebsmedikament auf das mögliche, nicht außerhalb aller Wahrscheinlichkeit liegende Risiko eines dauerhaften Haarverlustes hin, so ist dieses Risiko – auch wenn es sich nur selten verwirklicht – aufklärungspflichtig, auch wenn aussagekräftige Studien und Langzeitbeobachtungen dazu bislang fehlen.

    Anmerkung: *Als Begründung führte das Gericht an, dass die Komplikation, sofern sie eintrete, einen Patienten meist schwer belaste und daher für seine Entscheidung für oder gegen eine Behandlung Bedeutung habe.*

    Es handelte sich vorliegend um eine Chemotherapie im Jahre 2007 nach dem TAC-Schema unter Verwendung des Medikaments Taxotere mit dem Wirkstoff Docetaxel.

    OLG Köln, Urteil vom 21. März 2016, Az: 5 U 76/14, MedR 2017, S. 248

8. Aufklärung bei Blutspenden/-entnahmen und Bluttransfusionen

Blutspende

§ 6 Transfusionsgesetz (TFG) legt fest, dass eine Spendeentnahme nur durchgeführt werden darf, wenn die spendende Person vorher in einer für sie verständlichen Form über Wesen, Bedeutung und Durchführung der Spendeentnahme und der Untersuchungen sachkundig aufgeklärt worden ist und in die Spendeentnahme und die Untersuchungen eingewilligt hat. Aufklärung und Einwilligung sind von der spendenden Person schriftlich zu bestätigen. Sie muss mit der Einwilligung gleichzeitig erklären, dass die Spende verwendbar ist, sofern sie nicht vom vertraulichen Selbstausschluss Gebrauch macht. Die spendende Person ist über die mit der Spendeentnahme verbundene Verarbeitung personenbezogener Daten aufzuklären. Die Aufklärung ist von der spendenden Person schriftlich oder elektronisch zu bestätigen.[3]

Bei allein fremdnützig motivierten – nicht medizinisch indizierten – Blutspenden sind die an die Aufklärung gestellten Anforderungen besonders hoch. Ein Hinweis in schriftlichen Informationen über die Risiken einer Nervschädigung reicht in diesem Zusammenhang nicht, da die Gefahr eines irreversiblen Schadens besteht.

Sowohl bei der Fremd- als auch bei der Eigenblutspende ist der Spender auch über sehr seltene Risiken einschließlich deren Folgen aufzuklären, sofern sie der Spende spezifisch anhaften und im Falle ihrer Verwirklichung die Lebensführung des Spenders schwer belasten.

Bluttransfusion

Besteht die Möglichkeit, dass die Anwendung von Blutprodukten bei einer Operation oder bei chronischen Erkrankungen erforderlich wird, ist der Patient über die Infektionsgefahren (insbesondere Hepatitis und HIV) bei der Verwendung von Fremdblut aufzuklären. Soweit es nach dem Stand der medizinischen Wissenschaft vorgesehen ist, sind die zu behandelnden Patienten über die Möglichkeit der Anwendung von Eigenblut aufzuklären (§ 13 Abs. 1 S. 5 TFG).[4]

---

[3] Vgl. hierzu auch Abschnitt 2.2.2 (Aufklärung des Spenders) der Richtlinie zur Gewinnung von Blut und Blutbestandteilen und zur Anwendung von Blutprodukten (Richtlinie Hämotherapie) der Bundesärztekammer, aufgestellt gemäß §§ 12a und 18 Transfusionsgesetz im Einvernehmen mit dem Paul-Ehrlich-Institut = https://www.bundesaerztekammer.de/aerzte/medizin-ethik/wissenschaftlicher-beirat/veroeffentlichungen/haemotherapietransfusionsmedizin/richtlinie/

[4] Vgl. hierzu auch Abschnitt 4.3 ff. (Aufklärung und Einwilligung des Empfängers von Blutprodukten) der Richtlinie zur Gewinnung von Blut und Blutbestandteilen und zur Anwendung von Blutprodukten (Richtlinie Hämotherapie) der Bundesärztekammer, aufgestellt gemäß §§ 12a und 18 Transfusionsgesetz im Einvernehmen mit dem Paul-Ehrlich-Institut = https://www.bundesaerztekammer.de/aerzte/medizin-ethik/wissenschaftlicher-beirat/veroeffentlichungen/haemotherapietransfusionsmedizin/richtlinie/

Teil II Leitsätze zum Aufklärungsgespräch

Ist eine Aufklärung des Patienten bei der Anwendung von Blutprodukten nicht möglich, z.B. in einer Notfallsituation, dann ist der Patient nachträglich über die stattgefundene Anwendung von Blutprodukten und insbesondere die Infektionsrisiken aufzuklären.

Rechtsprechung

a) (Fremdnützige) Blutspende

b) Medizinisch indizierte Blutentnahme

c) Bluttransfusion

a) (Fremdnützige) Blutspende

- Ein Patient ist umso ausführlicher und eindrücklicher über Erfolgsaussichten und etwaige schädliche Folgen eines ärztlichen Eingriffs zu informieren, je weniger dieser medizinisch geboten ist. Dies gilt erst recht bei einer Blutspende, die dem Spender weder gesundheitliche noch sonstige Vorteile körperlicher Art bringt, sondern allein zugunsten der Allgemeinheit erfolgt. Dem Spender ist das Für und Wider mit allen Konsequenzen vor Augen zu führen. Er ist auch über sehr seltene Risiken aufzuklären, die im Falle ihrer Verwirklichung seine Lebensführung schwer belasten und trotz ihrer Seltenheit für den Eingriff spezifisch, für den Laien aber überraschend sind. Dabei ist das Risiko sowohl der Verletzung eines Nervs als auch der Chronifizierung der durch die Nervverletzung hervorgerufenen Schmerzen nicht allgemein bekannt und damit für den Blutspender überraschend. Ein bloßer schriftlicher Hinweis auf „Nervschädigungen" vermittelt dem Patienten als medizinischem Laien keine allgemeine Vorstellung von den mit dem Eingriff verbundenen Gefahren. Ein Arzt darf insbesondere nicht als allgemein bekannt voraussetzen, dass die Beschädigung eines Nervs nach einer Blutspende irreversibel sei und dauerhafte Schmerzen und Funktionsbeeinträchtigungen nach sich ziehen kann. Eine wirksame Aufklärung erfordert deshalb einen Hinweis auf diese möglichen Folgen der Nervverletzung.

BGH, Urteil vom 14. März 2006, Az: VI ZR 279/06, NJW 2006, S. 2108, KH 2006, S. 1040

b) Medizinisch indizierte Blutentnahme

- Vor Durchführung einer medizinisch indizierten Blutentnahme bedarf es – anders als im Falle einer fremdnützigen Blutspende – keiner Aufklärung des Patienten über das Risiko einer Nervenirritation durch die eingeführte Nadel.

LG Heidelberg, Urteil vom 29. Juni 2011, Az: 4 O 95/08, MedR 2011, S. 640

Empfehlungen zur Aufklärung der Krankenhauspatienten

c) Bluttransfusion

- Patienten sind immer dann über das Risiko einer Infektion mit Hepatitis und AIDS bei einer Transfusion von Fremdblut aufzuklären, wenn es für den Arzt ernsthaft in Betracht kommt, dass bei ihnen intra- oder postoperativ eine Bluttransfusion erforderlich werden kann.

  BGH, Urteil vom 17. Dezember 1991, Az: VI ZR 40/91, NJW 1992, S. 743

- Ist eine präoperative Aufklärung wegen der Notfallbehandlung oder Unansprechbarkeit des schwer verunfallten Patienten nicht möglich, wandelt sich die Aufklärungsverpflichtung des Arztes gegenüber dem Patienten jedenfalls bei für den Patienten und dessen Kontaktpersonen lebensgefährlichen Risiken (Gefahr einer HIV-Infektion) zu einer Pflicht zur alsbaldigen nachträglichen Selbstbestimmungs- und Sicherungsaufklärung und ihm ist zu raten, einen HIV-Test zu machen. Auch der Ehepartner oder der ständige Lebensgefährte des Patienten sind in den Schutzbereich der Pflicht zur nachträglichen Sicherungsaufklärung über die Gefahr einer transfusionsassoziierten HIV-Infektion einbezogen.

  BGH, Urteil vom 14. Juni 2005, Az: VI ZR 179/04

- Ist das Blutungsrisiko extrem selten (diagnostische Laparoskopie), so muss über die Möglichkeit der Eigenblutspende nicht aufgeklärt werden.

  OLG Zweibrücken, Urteil vom 23. September 1997, Az: 5 U 16/95, VersR 1998 S. 1553

9. Aufklärung von Lebendorganspendern

Maßgeblich ist zunächst, mit dem Spender mögliche, auch mittelbare Folgen und Spätfolgen der beabsichtigten Organentnahme zu erörtern, die bei ihm selbst auftreten können. Andererseits ist der Spender auch über ein erhöhtes Risiko eines Transplantatverlusts beim Empfänger aufzuklären (z.B. aufgrund einer Leichtkettenerkrankung).

Die Rechtsprechung des BGH, wonach an den Nachweis ordnungsgemäßer Selbstbestimmungsaufklärung des Patienten im Allgemeinen lediglich moderate Anforderungen zu stellen sind, lässt sich nicht auf die Aufklärung des Spenders über die Risiken einer Lebendorganspende übertragen. Die Organentnahme stellt für den Lebendorganspender keinen Heileingriff dar, sondern schadet ihm grundsätzlich und kann ihn gesundheitlich gefährden.

Nach § 8 Absatz 2 Satz 3, 4 Transplantationsgesetz (TPG) sind folgende Voraussetzungen einzuhalten: die Anwesenheit eines neutralen Arztes beim Aufklärungsgespräch, die Dokumentation des wesentlichen, notwendig einzelfallbezogenen Inhalts des Aufklärungsgesprächs sowie der Einwilligungserklärung des Spenders durch eine von den aufklärenden Ärzten, dem neutralen Arzt und dem Spender zu unterzeichnende Niederschrift.

Auch wenn der BGH darauf abstellt, dass es sich bei den Vorgaben der Anwesenheit eines neutralen Arztes beim Aufklärungsgespräch sowie der Fertigung einer Aufklärungsniederschrift lediglich um – die Aufklärungspflicht des Arztes begleitende – Form- und Verfahrensvorschriften handelt, deren Verstoß hiergegen nicht per se zur Unwirksamkeit der Einwilligung des Spenders in die Organentnahme und zu deren Rechtswidrigkeit führt, wird doch deutlich, dass daran erhebliche beweisrechtliche Konsequenzen geknüpft sind. Insofern empfiehlt es sich dringend, die im TPG geregelten Vorgaben einzuhalten und zu dokumentieren.

§ 8 Absatz 2 TPG

[1]Der Spender ist durch einen Arzt in verständlicher Form aufzuklären über

1. den Zweck und die Art des Eingriffs,
2. die Untersuchungen sowie das Recht, über die Ergebnisse der Untersuchungen unterrichtet zu werden,
3. die Maßnahmen, die dem Schutz des Spenders dienen, sowie den Umfang und mögliche, auch mittelbare Folgen und Spätfolgen der beabsichtigten Organ- oder Gewebeentnahme für seine Gesundheit,
4. die ärztliche Schweigepflicht,

Empfehlungen zur Aufklärung der Krankenhauspatienten

5. die zu erwartende Erfolgsaussicht der Organ- oder Gewebeübertragung und die Folgen für den Empfänger sowie sonstige Umstände, denen er erkennbar eine Bedeutung für die Spende beimisst, sowie über
6. die Verarbeitung personenbezogener Daten.

²Der Spender ist darüber zu informieren, dass seine Einwilligung Voraussetzung für die Organ- oder Gewebeentnahme ist. ³Die Aufklärung hat in Anwesenheit eines weiteren Arztes, für den § 5 Abs. 2 Satz 1 und 2 [TPG] entsprechend gilt, und, soweit erforderlich, anderer sachverständiger Personen zu erfolgen. ⁴Der Inhalt der Aufklärung und die Einwilligungserklärung des Spenders sind in einer Niederschrift aufzuzeichnen, die von den aufklärenden Personen, dem weiteren Arzt und dem Spender zu unterschreiben ist. ⁵Die Niederschrift muss auch eine Angabe über die versicherungsrechtliche Absicherung der gesundheitlichen Risiken nach Satz 1 enthalten. ⁶Die Einwilligung kann schriftlich, elektronisch oder mündlich widerrufen werden. ⁷Satz 3 gilt nicht im Fall der beabsichtigten Entnahme von Knochenmark.

Rechtsprechung:

- Der Arzt hat den Spendewilligen auch über entfernt liegende Risiken und mögliche Spätfolgen geringer Wahrscheinlichkeit für seine Gesundheit, die nach dem Stand der medizinischen Wissenschaft zu erwartende Erfolgsaussicht der Organübertragung sowie sonstige für ihn im Einzelfall erkennbar bedeutsame Umstände aufzuklären.

  Maßgeblich ist dabei einerseits, über ein erhöhtes Risiko eines Transplantatverlusts beim Empfänger aufzuklären (vorliegend aufgrund der Leichtkettenerkrankung des Vaters) sowie andererseits, mögliche, auch mittelbare Folgen und Spätfolgen der beabsichtigten Organentnahme beim Spender selbst zu erörtern.

  Die Information, dass nach mehr als 20 Jahren Einnierigkeit eine Abnahme der Nierenfunktion festgestellt werde, die etwa 10% über das altersentsprechende Maß hinausgehe, und dass die einseitige Entfernung einer Niere bei einem gesunden Menschen nicht zu einer zunehmenden Einschränkung der Nierenfunktion führe, ist irreführend.

  BGH, Urteil vom 29. Januar 2019, Az: 318/17, Rechtsmedizin 29, S. 435

- Bei den Vorgaben des § 8 Absatz 2 Satz 3 TPG (Anwesenheit eines neutralen Arztes beim Aufklärungsgespräch) und § 8 Absatz 2 Satz 4 TPG (Erfordernis einer zu unterzeichnenden Aufklärungsniederschrift) handelt es sich zwar (nur) um Form- und Verfahrensvorschriften, die die Pflicht des Arztes zur Aufklärung des Spenders begleiten; der Verstoß hiergegen führt nicht zur Unwirksamkeit der Einwilligung des Lebendorganspenders in die Organentnahme und zu deren Rechtswidrigkeit. Allerdings ist die Einhaltung dieser Vorgaben im Rahmen der Beweiswürdigung von erheblicher Relevanz. Verstöße sind ein starkes Indiz dafür, dass eine Aufklärung durch die – insoweit beweisbelastete – Behandlungsseite nicht oder nicht in hinreichender Weise stattgefunden hat, und führen insofern zu einer Beweisskepsis.

Die Rechtsprechung des BGH, wonach an den Nachweis ordnungsgemäßer Selbstbestimmungsaufklärung des Patienten im Allgemeinen lediglich moderate Anforderungen zu stellen sind, lässt sich nicht auf die Aufklärung des Spenders über die Risiken einer Lebendorganspende übertragen. Im Ergebnis bleibt es zwar auch bei Nichteinhaltung der Vorgaben aus § 8 Absatz 2 Satz 3 bis 5 TPG im Einzelfall möglich, in freier tatrichterlicher Beweiswürdigung die Überzeugung von Durchführung und Inhalt eines Aufklärungsgesprächs zu gewinnen. Jedoch sind das Fehlen eines neutralen Zeugen sowie einer Niederschrift in der Regel ein starkes Indiz einer unzureichenden Aufklärung.

Der Einwand, der unter Verstoß gegen § 8 Absatz 2 Satz 1 und 2 TPG inhaltlich nicht ordnungsgemäß aufgeklärte Lebendorganspender wäre auch im Falle ordnungsgemäßer Aufklärung mit der Organentnahme einverstanden gewesen (Einwand der hypothetischen Einwilligung), ist nicht beachtlich.

Anmerkung: *Der Einwand der hypothetischen Einwilligung ist im TPG nicht geregelt. Der Gesetzgeber hat mit dem TPG ein gesondertes Regelungsregime geschaffen. Die zum Arzthaftungsrecht entwickelten Grundsätze der hypothetischen Einwilligung sind nicht auf die Lebendorganspende übertragbar. Der Einwand ist auch nicht nach dem allgemeinen schadensersatzrechtlichen Gedanken des rechtmäßigen Alternativverhaltens beachtlich, weil dies dem Schutzzweck der erhöhten Aufklärungsanforderungen bei Lebendspenden (§ 8 Absatz 2 Satz 1 und 2 TPG) widerspricht. Die vom Gesetzgeber bewusst streng formulierten und (in § 19 Absatz 1 Nr. 1 TPG gesondert) strafbewehrten Aufklärungsvorgaben dienen dem „Schutz des Spenders vor sich selbst".*

BGH, Urteil vom 29. Januar 2019, Az: VI ZR 495/16, NJW 2019, S. 1076

- Bei medizinisch nicht indizierten Eingriffen – wie bei der altruistisch motivierten Lebendnierenspende – müssen dem Patienten etwaige Risiken deutlich vor Augen geführt werden, damit er genau abwägen kann, ob er einen etwaigen Misserfolg des ihn immerhin belastenden Eingriffs oder sogar gesundheitliche Beeinträchtigungen in Kauf nehmen will, selbst wenn diese auch nur entfernt als Folge dieses Eingriffs in Betracht kommen.

Im Beratungsgespräch mit einem potenziellen Lebendnierenspender hat eine Aufklärung über das Risiko einer anhaltenden Müdigkeits- und Erschöpfungssymptomatik („Fatigue") nach der Spende zu erfolgen, wenn diese Problematik zum Zeitpunkt des Aufklärungsgesprächs bekannt und Gegenstand mehrerer publizierter Studien gewesen ist.

OLG Düsseldorf, Urteil vom 25. August 2016, Az: 8 U 115/12, VersR 2016, S. 1567

Empfehlungen zur Aufklärung der Krankenhauspatienten

10. Aufklärung bei Impfungen

Voraussetzung für eine freie, individuelle Impfentscheidung ist, dass der Patient eine zureichende Entscheidungsgrundlage hat. Das setzt die Kenntnis der mit der Impfung verbundenen Gefahren voraus, auch wenn sie sich nur äußerst selten verwirklichen.

Die Empfehlungen durch die Ständige Impfkommission (STIKO, § 20 IfSG) sind medizinischer Standard. Die öffentliche Empfehlung einer Schutzimpfung durch die STIKO befreit den impfenden Arzt jedoch nicht davon, über die mit der Impfung verbundenen Risiken aufzuklären. Die in eine Impfung erteilte Einwilligung ist nämlich nur dann wirksam, wenn zuvor über die damit verbundenen Risiken aufgeklärt worden ist. Die Aufklärung sollte nach den Empfehlungen des Robert-Koch-Instituts (Stand: August 2019) Informationen über

- die zu verhütende Krankheit,
- den Nutzen der Impfung,
- die Kontraindikation,
- die Durchführung der Impfung,
- den Beginn und die Dauer des Impfschutzes,
- das Verhalten nach der Impfung,
- mögliche unerwünschte Arzneimittelwirkungen sowie
- Impfkomplikationen

umfassen.

Rechtsprechung

- Die Aufklärung über Impfkomplikationen umfasst auch äußerst seltene Folgen der Impfung. Maßgebend ist, ob das betreffende Risiko dem Eingriff spezifisch anhaftet und bei seiner Verwirklichung die Lebensführung des Patienten besonders belastet.
  BGH, Urteil vom 15. Februar 2000, Az: VI ZR 48/99, NJW 2000, S. 1784, BGHZ 126, S. 386

- Der Patient muss auch eine Entscheidung darüber treffen, ob er die mit der Impfung verbundenen Gefahren auf sich nehmen soll oder nicht. Das setzt die Kenntnis dieser Gefahren, auch wenn sie sich nur äußerst selten verwirklichen, voraus; diese müssen ihm daher durch die ärztliche Aufklärung vermittelt werden.
  BGH, Urteil vom 15. Februar 2000, Az: VI ZR 48/99, NJW 2000, S. 1784, BGHZ 126, S. 386

- Bei einer Impfung darf der Arzt ausnahmsweise davon ausgehen, dass der Patient nach der Information durch ein Merkblatt auf eine zusätzliche mündliche Risikodarstellung keinen Wert legt. Bei derartigen Routinemaßnahmen kann es im

Einzelfall genügen, wenn dem Patienten nach schriftlicher Aufklärung Gelegenheit zu weiteren Informationen durch ein Gespräch mit dem Arzt gegeben wird (zumindest im Falle einer von den Gesundheitsbehörden nach Abwägung des Für und Wider empfohlenen Polio-Schluckimpfung). Die Notwendigkeit einer derartigen Impfung ist in der Bevölkerung seit langem allgemein anerkannt und von den Eltern bei ihren Kindern zur Vermeidung der gefürchteten Kinderlähmung auf breiter Ebene veranlasst worden.

BGH, Urteil vom 14. März 2006, Az: VI ZR 279/04, NJW 2006, S. 2108, KH 2006, S. 1040

- Der Patient muss rechtzeitig aufgeklärt werden. „Rechtzeitigkeit" bedeutet für ambulante Eingriffe – und damit für Impfungen –, dass am Tag des Eingriffs aufgeklärt wird. Das gilt nur dann nicht, wenn die Aufklärung erst so unmittelbar vor dem Eingriff erfolgt, dass der Patient unter dem Eindruck steht, sich nicht mehr aus einem bereits in Gang gesetzten Geschehensablauf lösen zu können. Nicht erforderlich ist es jedoch in aller Regel, dass ein (Aufklärungs-)Merkblatt mit nach Hause gegeben wird, damit es dort in Ruhe gelesen und bedacht werden kann.

  BGH, Urteil vom 15. Februar 2000, Az: VI ZR 48/99, NJW 2000, S. 1784, BGHZ 126, S. 386

- Bei Impfungen ist über Folgendes stets aufzuklären: Lokal- und Allgemeinreaktionen sowie Komplikationen (mit gesichertem oder überwiegend wahrscheinlichem Kausalzusammenhang). Demgegenüber ist über Folgendes nur auf Nachfrage des Patienten aufzuklären: Krankheiten/Krankheitserscheinungen in ungeklärtem ursächlichem Zusammenhang mit der Impfung sowie Hypothesen und unbewiesene Behauptungen.

  OLG Köln, Urteil vom 29. Oktober 2008, Az: 5 U 88/08, VersR 2009, S. 1269

- Die Schutzimpfung eines Kindes ist auch dann eine Angelegenheit von „erheblicher Bedeutung" für das Kind, wenn es sich um eine sogenannte Standard- oder Routineimpfung handelt.

  Anmerkung: *Der BGH hat eindeutig festgestellt, dass es sich bei einer derartigen Entscheidung um eine Angelegenheit von „erheblicher Bedeutung" im Sinne von § 1628 BGB für das Kind handelt, die nicht der Alltagssorge (Angelegenheiten des täglichen Lebens) nach § 1687 Absatz 1 Satz 2 BGB unterfällt.*

  Das Entscheidungsrecht über die Durchführung der Impfung war dem Vater übertragen worden, der die Durchführung altersentsprechender Schutzimpfungen seiner 4-jährigen Tochter vorbehaltlos befürwortete, während die Mutter die Auffassung vertrat, das Risiko von Impfschäden wiege schwerer als das allgemeine Infektionsrisiko.

  BGH, Beschluss vom 3. Mai 2017, Az: XII ZB 157/16, NJW 2017, S. 2826

11. Aufklärung bei medizinisch nicht indizierten Eingriffen

Bei nicht dringlichen und medizinisch nicht indizierten Eingriffen, insbesondere kosmetischen Operationen, muss dem Patienten die Möglichkeit gegeben werden, die Vor- und Nachteile des Eingriffs besonders sorgfältig abzuwägen. Der Patient muss durch eine ggf. schonungslose Aufklärung in die Lage versetzt werden, zu entscheiden, ob er einen risikobehafteten Eingriff seiner jetzigen gesundheitlichen Situation vorzieht.

Rechtsprechung

- Je weniger ein ärztlicher Eingriff medizinisch geboten ist, umso ausführlicher und eindrücklicher ist der Patient über dessen Erfolgsaussichten und etwaige schädliche Folgen zu informieren. Dies gilt im besonderen Maße für kosmetische Operationen. Der Patient muss in diesem Fall darüber unterrichtet werden, welche Verbesserungen er günstigstenfalls erwarten kann und ihm müssen etwaige Risiken deutlich vor Augen gestellt werden. Der Arzt, der eine kosmetische Operation durchführt, hat seinem Patienten das Für und Wider mit allen Konsequenzen vor Augen zu stellen.

    Anmerkung: *Die Rechtsprechung stellt sehr strenge Anforderungen an die Aufklärung des Patienten vor einer kosmetischen Operation.*

    BGH, Urteil vom 6. November 1990, Az: VI ZR 8/90, VersR 1991, S. 227
    OLG München, Urteil vom 22. April 2010, Az: 1 U 3807/09, GesR 2010, S. 414

- Die ärztliche Aufklärungspflicht reicht umso weiter, je weniger dringlich ein Eingriff ist. Bei Wahleingriffen ist auch über entfernt liegende Risiken aufzuklären. Dies gilt auch bei der Eröffnung therapeutischer Alternativen.

    OLG Koblenz, Urteil vom 9. April 2009, Az: 5 U 621/08, VersR 2010, S. 770

- Vor einer Schönheitsoperation (Vergrößerung und Straffung der Brüste) ist der Arzt verpflichtet, der Patientin das Für und Wider der Operation mit allen Konsequenzen und Risiken (lebenslange Brustmuskelschmerzen bei alltäglichen Armbewegungen) gegebenenfalls drastisch und schonungslos vor Augen zu führen.

    OLG Hamm, 29. März 2006, Az: 3 U 263/05, VersR 2006, 1511

- Bei einer kosmetischen Operation ist die Aufklärung „schonungslos" auf das Für und Wider mit allen Konsequenzen und Alternativen, auch zur Wahl der Behandlungsmethode, zu erstrecken. Hierzu gehört auch die Aufklärung über das Risiko chronischer, nicht lediglich vorübergehender Schmerzen infolge der Operation.

    OLG Dresden, Beschluss vom 8. Oktober 2019, Az: 4 U 1052/19, GesR 2020, S. 179

Teil II Leitsätze zum Aufklärungsgespräch

- Auch eine schonungslos geschuldete Aufklärung über Risiken (bei kosmetischer Brustoperation) bedeutet nicht, dass Risiken überdramatisiert werden müssen. Größe und Auffälligkeit von Narben können nicht derart exakt beschrieben werden, dass das spätere Ergebnis in einer absolut deckungsgleichen Weise wiedergegeben wird, weil die gesundheitliche Entwicklung, insbesondere der Heilverlauf, nicht exakt vorhersehbar ist.
  OLG Köln, Beschluss vom 2. September 2015, Az: 5 U 57/15

- Ist eine Patientin für einer kosmetischen Brustoperation ausreichend über das Risiko einer Kapselfibrose aufgeklärt worden und darüber, dass das Implantat nach oben wandern kann und die Brust sich in seltenen Fällen verformt, so bedarf es keines ausdrücklichen Hinweises, dass sich bei Eintritt dieser Komplikation ein gegenüber dem präoperativen Zustand noch unbefriedigenderes ästhetisches Ergebnis ergeben kann. Auch ist der Arzt nicht verpflichtet, der Patientin Fotos von missglückten Operationen oder nicht ohne Komplikationen verlaufenen postoperativen Heilungsverläufen vorzulegen.
  OLG München, Urteil vom 22. April 2010, Az: 1 U 3807/09, GesR 2010, S. 414

- Gibt ein Arzt im Rahmen der Aufklärung über die Durchführung einer Fettabsaugung am Bauch (Liposuktion) an, das Risiko liege bei 2 %, realisiert sich das Risiko ästhetischer Mängel in Form von Konturunregelmäßigkeiten, Dellen sowie Furchen- und Faltenbildung jedoch wesentlich häufiger, liegt ein Aufklärungsfehler vor.
  OLG Köln, Urteil vom 21. Dezember 2009, Az: 5 U 52/09, MedR 2011, S. 49

- Bei wunschgemäßer Durchführung einer Schönheitsoperation (hier: Korrektur abstehender Ohrmuscheln) ist der Patient über das Risiko von Blutungen, Entzündungen, einer Missbildung des Ohrs sowie eines Misserfolgs des geplanten plastischen Eingriffs aufzuklären.
  OLG Köln, Urteil vom 3. Februar 1999, Az: 5 U 118/98, VersR 1999, S. 1371

- Die Sklerosierungsbehandlung von sog. Besenreisern erfordert eine umfassende ärztliche Aufklärung des Patienten, wenn es sich um einen rein ästhetischen Eingriff handelt. Wird der Patient ausreichend aufgeklärt, kann der für den Patienten schmerzhafte Umstand, dass Injektionsmittel nicht in eine Vene, sondern in umliegendes Gewebe gelangt, nicht als Behandlungsfehler zu werten sein.
  OLG Hamm, Urteil vom 13. Mai 2016, Az: 26 U 187/15, GesR 2017, S. 82

Empfehlungen zur Aufklärung der Krankenhauspatienten

12. **Aufklärungen im Rahmen genetischer Untersuchungen nach dem GenDG**

Gem. § 9 Abs. 1 und Abs. 2 Gendiagnostikgesetz (GenDG) hat die verantwortliche ärztliche Person, die die genetische Untersuchung <u>zu medizinischen Zwecken</u> vornimmt, den Patienten über Wesen, Bedeutung und Tragweite der genetischen Untersuchung aufzuklären. Dem Patienten ist nach der Aufklärung eine angemessene Bedenkzeit bis zur Entscheidung über die Einwilligung einzuräumen.

Die Aufklärung umfasst insbesondere

1. Zweck, Art, Umfang und Aussagekraft der genetischen Untersuchung einschließlich der mit dem vorgesehenen genetischen Untersuchungsmittel im Rahmen des Untersuchungszwecks erzielbaren Ergebnisse; dazu gehören auch die Bedeutung der zu untersuchenden genetischen Eigenschaften für eine Erkrankung oder gesundheitliche Störung sowie die Möglichkeiten, sie zu vermeiden, ihr vorzubeugen oder sie zu behandeln,

2. gesundheitliche Risiken, die mit der Kenntnis des Ergebnisses der genetischen Untersuchung und der Gewinnung der dafür erforderlichen genetischen Probe für die betroffene Person verbunden sind, bei Schwangeren auch gesundheitliche Risiken, die mit der vorgeburtlichen genetischen Untersuchung und der Gewinnung der dafür erforderlichen genetischen Probe für den Embryo oder Fötus verbunden sind,

3. die vorgesehene Verwendung der genetischen Probe sowie der Untersuchungs- oder der Analyseergebnisse,

4. das Recht des Patienten, die Einwilligung jederzeit zu widerrufen,

5. das Recht des Patienten auf Nichtwissen einschließlich des Rechts, das Untersuchungsergebnis oder Teile davon nicht zur Kenntnis zu nehmen, sondern vernichten zu lassen,

6. bei einer genetischen Reihenuntersuchung die Unterrichtung der betroffenen Personen über das Ergebnis der Bewertung der Untersuchung durch die Gendiagnostik-Kommission nach § 16 Abs. 2.

Hinweise

- Sofern es im Speziellen um eine genetische Untersuchung zur Klärung der Abstammung gehen sollte, ergeben sich die Anforderungen an die Aufklärung aus § 17 GenDG.

- Des Weiteren hat der Gesetzgeber in § 23 Abs. 2 Nr. 3 GenDG festgelegt, dass die Gendiagnostik-Kommission (GEKO) Richtlinien für die Anforderungen an die Inhalte der Aufklärung erstellt. Die im Nachfolgenden dargestellten Richtlinien sind veröffentlicht worden:

  o Richtlinie der Gendiagnostik-Kommission (GEKO) für die Anforderungen an die Inhalte der Aufklärung bei genetischen Untersuchungen zu medizinischen Zwecken gemäß § 23 Abs. 2 Nr. 3 GenDG, in der Fassung vom 28.04.2017 (veröffentlicht und in Kraft getreten am 17.05.2017, erschienen im Bundesgesundheitsblatt – Gesundheitsforschung – Gesundheitsschutz 8/2017, S. 923), herunterladbar unter:

    https://www.rki.de/DE/Content/Kommissionen/GendiagnostikKommission/Richtlinien/RL_Aufklaerung_med_Zwecke_geaendert.pdf?__blob=publicationFile

  o Richtlinie der Gendiagnostik-Kommission (GEKO) zu den Anforderungen an die Inhalte der Aufklärung gemäß § 23 Abs. 2 Nr. 3 GenDG bei genetischen Untersuchungen zur Klärung der Abstammung, in der Fassung vom 01.07.2011, veröffentlicht und in Kraft getreten am 11.07.2011, herunterladbar unter:

    http://www.rki.de/DE/Content/Kommissionen/GendiagnostikKommission/Richtlinien/RL-AufklaerungAbstammung.pdf?__blob=publicationFile

  o Richtlinie der Gendiagnostik-Kommission (GEKO) zu genetischen Untersuchungen bei nicht-einwilligungsfähigen Personen nach § 14 in Verbindung mit § 23 Abs. 2 Nr. 1c GenDG, in der Fassung vom 26.07.2011, veröffentlicht und in Kraft getreten am 27.07.2011, herunterladbar unter:

    http://www.rki.de/DE/Content/Kommissionen/GendiagnostikKommission/Richtlinien/RL-GenetischeUntersuchung.pdf?__blob=publicationFile

13. Zeitpunkt der Aufklärung (und der Einwilligung)

Die Bedeutung des Selbstbestimmungsrechts des Patienten verlangt Rechtzeitigkeit der Einwilligungserklärung und damit auch einer Aufklärung, die Überlegungsfreiheit ohne vermeidbaren Zeitdruck gewährleistet. Es muss stets gesichert sein, dass die eigenständige Entscheidung des Patienten für oder gegen die Operation in Ruhe und ohne psychischen Druck möglich ist. Das ist nicht mehr gewährleistet, wenn er während der Aufklärung mit einer sich nahtlos anschließenden Durchführung des Eingriffs rechnen muss und deshalb unter dem Eindruck steht, sich nicht mehr aus dem Geschehen lösen zu können.

Bei einer ambulanten Operation kann auch noch die Aufklärung am Tag des Eingriffs genügen, wenn es sich um einen normalen ambulanten Eingriff handelt. Bei einem stationären Eingriff hat die Aufklärung am Vortag zu erfolgen, eine am Vorabend durchgeführte Aufklärung wird von der Rechtsprechung nicht als ausreichend akzeptiert.

Allerdings darf zwischen Aufklärung und Eingriff kein zu langer Zeitraum liegen. Bei einem zeitlichen Abstand von mehr als sechs Monaten ist nach der Lebenserfahrung nicht mehr davon auszugehen, dass dem Patienten die Vor- und Nachteile sowie die Risiken eines Eingriffes noch gegenwärtig sind. Gegebenenfalls muss die Aufklärung wiederholt werden.

Rechtsprechung

- Der Patient muss vor dem beabsichtigten Eingriff so rechtzeitig aufgeklärt werden, dass er durch hinreichende Abwägung der für und gegen den Eingriff sprechenden Gründe seine Entscheidungsfreiheit und damit sein Selbstbestimmungsrecht in angemessener Weise wahren kann.
  BGH, Urteil vom 25. März 2003, Az: VI ZR 131/02, NJW 2003, S. 2012, MedR 2003, S. 576

- Der Schutz des Selbstbestimmungsrechts des Patienten erfordert grundsätzlich, dass ein Arzt, der einem Patienten eine Entscheidung über die Duldung eines operativen Eingriffs abverlangt und für diesen Eingriff bereits einen Termin bestimmt, ihm schon in diesem Zeitpunkt auch die Risiken aufzeigt, die mit diesem Eingriff verbunden sind. Eine erst später erfolgte Aufklärung ist zwar nicht in jedem Fall verspätet. Eine hierauf erfolgte Einwilligung ist jedoch nur wirksam, wenn unter den jeweils gegebenen Umständen der Patient noch ausreichend Gelegenheit hat, sich innerlich frei zu entscheiden. Deshalb ist bei stationärer Behandlung eine Aufklärung erst am Tag des Eingriffs grundsätzlich verspätet.
  BGH, Urteil vom 25. März 2003, Az: VI ZR 131/02, NJW 2003, S. 2012, MedR 2003, S. 576

Teil II Leitsätze zum Aufklärungsgespräch

- Eine Aufklärung am Morgen der Behandlung, die „nahtlos" in den Behandlungsbeginn mündet, ist verspätet.
  OLG Köln, Urteil vom 23. Oktober 1996, Az: 5 U 287/94, MedR 1997, S. 116

- Nicht ausreichend ist die Aufklärung, wenn sie praktisch vor der Tür des Operationssaals dergestalt erfolgt, dass der Patient unter dem Eindruck stehen muss, er könne sich aus dem in Gang gesetzten Geschehensablauf nicht mehr lösen, etwa wenn der Patient Medikamente zur Beruhigung erhalten hat oder sonstige Vorbereitungen der Operation, so dass er in seiner Wahrnehmungsfähigkeit beeinträchtigt ist.
  OLG Bremen, Urteil vom 28. Juli 1998, Az: 3 U 5/98, VersR 99, S. 1370

- Bei normalen ambulanten und diagnostischen Eingriffen reicht es grundsätzlich aus, wenn die Aufklärung am Tag des Eingriffs erfolgt. Bei größeren ambulanten Eingriffen mit beträchtlichen Risiken dürfte eine Aufklärung erst am Tag des Eingriffs nicht mehr rechtzeitig sein, zumal solchen Operationen gewöhnlich Untersuchungen vorangehen, in deren Rahmen die erforderliche Aufklärung bereits erteilt werden kann.
  BGH, Urteil vom 25. März 2003, Az: VI ZR 131/02, NJW 2003, S. 2012, MedR 2003, S. 576

- Endet eine ambulante Untersuchung mit einer Operationsempfehlung, schuldet der Arzt im Vorfeld des noch ungewissen Eingriffs keine Aufklärung über dessen Risiken. Angesichts des allgemeinen Wissens, dass Operationen risikobehaftet sind, ist es Sache des Patienten, bei der ambulanten Untersuchung nachzufragen, falls er schon jetzt eine konkrete Risikoinformation wünscht.
  OLG Koblenz, Beschluss vom 24. August 2011, Az: 5 U 370/11, GesR 2011, S. 722

- In der Regel wird ein Patient bei der Aufklärung am Vorabend einer Operation mit der Verarbeitung der ihm mitgeteilten Fakten und der von ihm zu treffenden Entscheidung überfordert sein, wenn er – für ihn überraschend – erstmals aus dem späten Aufklärungsgespräch von gravierenden Risiken des Eingriffs erfährt, die seine persönliche zukünftige Lebensführung entscheidend beeinträchtigen können.
  BGH, Urteil vom 25. März 2003, Az: VI ZR 131/02, NJW 2003, S. 2012, MedR 2003, S. 576

- Eine medizinische Aufklärung ist dann nicht mehr rechtzeitig, wenn die Eltern eines wenige Wochen alten Kindes erst am Vorabend einer lebenswichtigen, aber nicht akut indizierten Herzoperation über deren Risiken informiert werden, nachdem das Kind schon operationsvorbereitender Maßnahmen (u.a. Ultraschalluntersuchungen, Herzkatheder, Monitorüberwachung) unterzogen worden ist.
  OLG Frankfurt, Urteil vom 24. Februar 2009, Az: 8 U 103/08

Empfehlungen zur Aufklärung der Krankenhauspatienten

- Ein Aufklärungsgespräch am Vortag (18.02.1992) einer risikoreichen (Risiko einer Querschnittslähmung) und umfangreichen Operation (operative Korrektur einer Adoleszenzskoliose) ist verspätet. Jedoch können frühere Gespräche (25.09.1990 und 12.01.1991) in einem zeitlichen Zusammenhang gesehen werden, wodurch die Aufklärung noch rechtzeitig erfolgt. Je nach den Vorkenntnissen des Patienten von dem bevorstehenden Eingriff kann bei stationärer Behandlung eine Aufklärung im Verlauf des Vortages genügen, wenn sie zu einem Zeitpunkt erfolgt, der dem Patienten die Wahrung seines Selbstbestimmungsrechts erlaubt.

  BGH, Urteil vom 10. Oktober 2006, Az: VI ZR 74/05, NJW 2007, S. 217, MedR 2008, S. 289

- Erfolgt eine Aufklärung über eine gravierende Operation erst am Vorabend der Operation, ist sie nur dann rechtzeitig, wenn zuvor bereits entsprechend den inhaltlichen Anforderungen an eine ordnungsgemäße Aufklärung „im Großen und Ganzen" über die Art des Eingriffs und über dessen nicht ganz außer Wahrscheinlichkeit liegende Risiken aufgeklärt wurde. Ist Letzteres nicht erfolgt, ist eine Aufklärung am Vorabend für eine für den nächsten frühen Morgen geplante Herzoperation in Form einer minimalinvasiven Mitralklappenrekonstruktion, die bei Bedarf in einen Mitralklappenersatz überwechseln soll und die als Alternative zu einer Operation unter Eröffnung des Brustkorbs dienen soll, nicht rechtzeitig.

  OLG Köln, Beschluss vom 4. Oktober 2011, Az: 5 U 184/10, VersR 2012, S. 863

- Auch wenn der Patient regelmäßig spätestens am Vortag des Eingriffs über die Risiken aufzuklären ist, lässt sich der Zeitpunkt nicht generell, sondern nur unter Berücksichtigung der im Einzelfall gegebenen Umstände bestimmen. Den medizinischen Erfordernissen ist Rechnung zu tragen. Bei Notfällen (hier: Notwendigkeit umgehender Entfernung der Gallenblase bei akuter Gallenblasenentzündung) wird eine Aufklärung am Tag vor der Operation nicht verlangt. Je nach den Umständen des Einzelfalls ist vielmehr ein deutlich kürzerer Zeitraum zwischen der Risikoaufklärung und der Durchführung des Eingriffs zulässig (hier: Aufklärung ca. 3 bis 4 Stunden vor Operationsbeginn und zwar unmittelbar im Anschluss an die Diagnose und Bejahung der Operationsindikation). Welcher Zeitraum zwischen Aufklärung und Durchführung der Operation liegen muss, hängt davon ab, wie dringlich der anstehende Eingriff ist. Verschlechtern sich die Heilungschancen eines Patienten deutlich oder besteht die Gefahr gewichtiger Komplikationen, kann und muss der Arzt (in Rücksprache mit dem Patienten) den Eingriff unverzüglich vornehmen. Unter Umständen riskiert der Arzt sogar den Vorwurf eines groben Behandlungsfehlers, wenn er die Operation erst am Folgetag durchführt und sich zwischenzeitlich die genannten Risiken verwirklichen.

  OLG München, 21. September 2006, Az: 1 U 2175/06, MedR 2007, S. 601

- Eine Aufklärung über Risiken eines gewöhnlichen Eingriffs (Leistenbruchoperation) kann am Vortag noch ausreichend sein.

  OLG Stuttgart, Urteil vom 15. Mai 1997, Az: 14 U 21/96, VersR 1998, S. 1111

Teil II Leitsätze zum Aufklärungsgespräch

- Bestehen deutliche Anzeichen dafür, dass im weiteren Verlauf eines Entbindungsvorgangs eine Situation eintreten kann, in der eine normale vaginale Entbindung kaum noch in Betracht kommt, sondern eine Schnittentbindung notwendig oder zumindest zu einer echten Alternative zu einer vaginalen Entbindung wird, dann muss der geburtsleitende Arzt die Mutter bereits zu einem Zeitpunkt über die unterschiedlichen Risiken der Entbindungsmethoden aufklären und ihre Entscheidung einholen, zu dem sie sich noch in einem Zustand befindet, in dem diese Problematik mit ihr besprochen werden kann.
  BGH, Urteil vom 16. Februar 1993, Az: VI ZR 300/91, MedR 1993, S. 388

- Über die Möglichkeit einer Schnittentbindung ist erst im Zusammenhang mit einer akuten Entbindungssituation aufzuklären.
  OLG Bamberg, Beschluss vom 28. Juli 2008, Az: 4 U 115/07, VersR 2009, S. 259

- Eine Haftung wegen nicht rechtzeitiger (oder nicht ausreichender) Aufklärung entfällt, wenn der Patient über das maßgebliche Risiko bereits anderweitig aufgeklärt ist. (Inhaltlich ausreichende Aufklärung am 15. April 1989 auch für die zweite Operation am 26. Mai 1989, da sich gegenüber der ersten Operation kein neues Risiko ergeben hatte.)
  BGH, Urteil vom 25. März 2003, Az: VI ZR 131/02, NJW 2003, S. 2012, MedR 2003, S. 576

- Ein „Orientierungsgespräch" mit dem Arzt, das mehr als sechs Monate vor einer Operation stattfindet, stellt wegen des erheblichen zeitlichen Abstandes unabhängig von seinem Inhalt keine ausreichende Aufklärung dar. Bei einem zeitlichen Abstand von mehr als sechs Monaten ist nach der Lebenserfahrung nicht mehr davon auszugehen, dass dem Patienten die Vor- und Nachteile sowie die Risiken eines Eingriffes noch gegenwärtig sind.
  OLG Dresden, Urteil vom 15. November 2016, Az: 4 U 50/16, MedR 2017, S. 716
  OLG Dresden, Urteil vom 11. Januar 2017, Az: 4 U 597/16

- Ein Anspruch aus §§ 823, 831, 847 BGB auf Schmerzensgeld und Schadensersatz ist – bei verspäteter Aufklärung – jedoch nicht gegeben, wenn das Gericht überzeugt ist, dass der Patient die Einwilligung auch nach ordnungsgemäßer Aufklärung erteilt und den Eingriff in gleicher Weise von der Beklagten hätte durchführen lassen.
  OLG Karlsruhe, Urteil vom 7. Juni 2000, Az: 13 U 78/98, VersR 2001, S. 860

Empfehlungen zur Aufklärung der Krankenhauspatienten

Zeitpunkt der Einwilligung

- Unterzeichnet der Patient die ihm schon mehrere Tage vor der Operation überlassene Einwilligungserklärung erst auf dem Weg zum Operationssaal nach Verabreichung einer Beruhigungsspritze und nach dem Hinweis des Arztes, dass man die Operation anderenfalls auch unterlassen könne, so ergibt sich hieraus keine wirksame Einwilligung in die Operation.

    Anmerkung: *Vorliegend war die Patientin von dem Arzt darauf gedrängt worden, die Einwilligungserklärung zu unterzeichnen. Der Arzt hatte die Patienten darauf hingewiesen, man könne andernfalls die Operation auch unterlassen, was das Gericht als massive Einschüchterung und Beeinträchtigung ihrer Entscheidungsfreiheit gewertet hatte.*

    Außerdem ist eine zu diesem Zeitpunkt erfolgte Einwilligung unwirksam.

    BGH, Urteil vom 17. Februar 1998, Az: VI ZR 42/97, VersR 1998, S. 716

14. Mutmaßliche Einwilligung

Die von einem Patienten aufgrund der Aufklärung gegebene Einwilligung deckt nur solche Eingriffe ab, die Gegenstand des Aufklärungsgesprächs gewesen sind. Ist für den Arzt vorhersehbar, dass möglicherweise ein operativer Eingriff auf weitere Bereiche ausgedehnt werden muss, so ist der Patient hierüber vor dem Eingriff aufzuklären.

Bei einer nicht vorhersehbaren intraoperativen Notwendigkeit der Änderung oder Erweiterung des Eingriffs hat der Arzt die Risiken einer Unterbrechung der Operation gegenüber den Risiken der Durchführung des erweiterten Eingriffs abzuwägen und danach eine Entscheidung über eine Operationsunterbrechung zum Zweck der Einholung der Einwilligung vom Patienten zu treffen. Hierbei hat der Arzt den mutmaßlichen Willen des Patienten zu berücksichtigen. Eine mutmaßliche Einwilligung liegt in der Regel vor, wenn angenommen werden kann, dass ein verständiger Kranker in dieser Lage bei angemessener Aufklärung in den Eingriff eingewilligt hätte. Zur Erforschung des wirklichen oder mutmaßlichen Willens des Patienten kann sich ein Gespräch mit den ihm besonders nahe stehenden Personen empfehlen; auch schriftlich vom Patienten abgegebene Erklärungen können ein Indiz für seinen mutmaßlichen Willen sein.

Diese Grundsätze gelten auch bei bewusstlosen Patienten.

Rechtsprechung

- An die Voraussetzungen für die Annahme eines mutmaßlichen Einverständnisses sind strenge Anforderungen zu stellen. Hierbei kommt es vor allem auf frühere mündliche oder schriftliche Äußerungen des Patienten, seine religiöse Überzeugung, seine sonstigen persönlichen Wertvorstellungen, seine altersbedingte Lebenserwartung oder das Erleiden von Schmerzen an.
BGH, Urteil vom 13. September 1994, Az: 1 StR 357/94, NJW 1995, S. 204

- Eine mutmaßliche Einwilligung als Rechtfertigungsgrund kommt nur dann in Betracht, wenn ohne einen – sofort oder später – erfolgenden Eingriff eine *erhebliche* Gefahr für Leben oder Gesundheit des Patienten besteht. Ist die Gefahr denkbar gering und kann sie zudem mittels moderner Diagnosemöglichkeiten beherrscht werden, so darf in aller Regel eine Operationserweiterung ohne Zustimmung des Patienten auch nicht allein unter dem Gesichtspunkt erfolgen, dass eine weitere Operation – falls sie vom Patienten dennoch gewünscht würde – für diesen mit zusätzlichen seelischen oder körperlichen Belastungen verbunden wäre.
BGH, Urteil vom 4. Oktober 1999, Az: 5 StR 712/98

Empfehlungen zur Aufklärung der Krankenhauspatienten

- Um von dem Vorliegen einer mutmaßlichen Einwilligung ausgehen zu können, muss eine besondere Notlage bestehen, die es erlaubt, die persönliche Willensbekundung durch eine bloße Mutmaßung zu ersetzen und sich damit letztlich auf eine spekulative Ebene zu begeben. Deshalb bedarf es einer Situation, in der der Eingriff objektiv angezeigt ist, um gesundheitliche Gefahren abzuwenden, die in ihrer Schwere deutlich über das hinausgehen, was der Eingriff an Beeinträchtigungen mit sich bringt. Dabei müssen die Dinge so gestaltet sein, dass der Patient, würde er selbst die gegebenen Chancen und Risiken abwägen, seine Zustimmung ernstlich nicht würde verweigern können und es völlig unverständlich wäre, wenn er anders reagierte.

    OLG Koblenz, Urteil vom 13. Juli 2006, Az: 5 U 290/06, NJW 2006, S. 2928

- Hat der Arzt einen Patienten mit Hirnblutung vor sich, der einer Aufklärung nicht folgen kann, und ist die einzige Möglichkeit zur Verhinderung des Todeseintritts eine Operation (da Coiling hier keine Behandlungsalternative ist), dann darf der Arzt mangels gegenteiliger Anzeichen davon ausgehen, dass sich der Patient zur Lebensrettung für die Operation (hier: Clipping) entscheidet.

    Anmerkung: *Nach Auffassung des Senats wäre es unverantwortlich gewesen, ein paar Tage mit dem (dringend indizierten!) Eingriff abzuwarten, um zu sehen, ob die Klägerin wieder einer Aufklärung folgen kann, bevor man operiert.*

    Zudem ist es für den Senat auch nicht ersichtlich gewesen, was der Ehemann der Klägerin, wenn man ihn zur Erforschung des Willens der Klägerin herangezogen hätte, anderes gesagt haben würde.

    KG Berlin, Urteil vom 14. Januar 2016, Az: 20 U 44/15, MedR 2017, S.46

- Hat der Arzt vor der Operation Hinweise auf eine möglicherweise erforderlich werdende Operationserweiterung unterlassen und zeigt sich intraoperativ die Notwendigkeit zu einem weiteren Eingriff, dann kann und muss er, soweit dies möglich ist, die Operation beenden und den Patienten nach Abklingen der Narkoseeinwirkungen entsprechend aufklären und seine Einwilligung in den zusätzlichen Eingriff einholen.

    OLG Karlsruhe, Urteil vom 16. Oktober 1990, Az: 18 U 4/90

- Der Arzt darf den Patienten ohne ausdrückliche Einwilligung behandeln, wenn sich das Aufklärungsbedürfnis erst intraoperativ herausstellt und er annehmen darf, dass der Kranke bei entsprechender Aufklärung in den Eingriff eingewilligt haben würde. Ausgehen kann der Arzt von der Einwilligung des Patienten bei vitaler oder absoluter Indikation oder aber auch nur bei einer belanglosen Erweiterung der Operation.

    OLG Hamm, Urteil vom 17. September 2001, Az: 3 U 58/01

- Hier ist im Falle des Behandlungsabbruchs die mutmaßliche Einwilligung des Betroffenen maßgeblich, an deren Feststellung wegen des Lebensschutzes in tatsächlicher Hinsicht strenge Anforderungen zu stellen sind, während bei nicht aufklärbarer mutmaßlicher Einwilligung dem Lebensschutz Vorrang einzuräumen ist.
  OLG Frankfurt, Beschluss vom 15. Juli 1998, Az: 20 W 224/98, NJW 1998, S. 2747

- Kann die Mutter unter der Geburt nicht mehr über das Legen einer PDA entscheiden, ist für die Rechtfertigung des Eingriffs der mutmaßliche Wille der Patientin ausschlaggebend.
  OLG des Landes Sachsen-Anhalt, Urteil vom 6. Februar 2014, Az: 1 U 45/13, GesR 2015, S. 99

- Ergibt sich im Rahmen einer sectio ein Befund, den der Arzt bei weiteren Schwangerschaften für gefährlich hält, ist die deswegen ungefragt vorgenommene Sterilisation weder von einer mutmaßlichen noch von einer hypothetischen Einwilligung der Patientin gedeckt.
  OLG Koblenz, Urteil vom 13. Juli 2006, Az: 5 U 290/06, NJW 2006, S. 2928

15. Einwilligungsunfähige Patienten

Bei einwilligungsunfähigen Patienten ist der in einer Patientenverfügung[5], Vorsorgevollmacht oder Betreuungsverfügung niedergelegte Wille zu beachten. Soweit ein Vertreter (z.B. Eltern, Betreuer oder Bevollmächtigter für Gesundheitsangelegenheiten) vorhanden ist, ist dieser aufzuklären und dessen Erklärung maßgeblich. Allerdings sollen einwilligungsunfähige Patienten – je nach ihrem Entwicklungsstand sowie ihren Verständigungsmöglichkeiten – im Regelfall auch über wesentliche Umstände der vorgesehenen Maßnahme in Kenntnis gesetzt werden, sofern dies nicht ihrem Wohl zuwiderläuft. Bei schwerwiegenden Erkrankungen wird in der Regel die Bestellung eines Betreuers erforderlich sein, wenn der Patient keinen Bevollmächtigten für Gesundheitsangelegenheiten hat.

Die Einwilligung des Betreuers (auch Bevollmächtigten) in eine Untersuchung des Gesundheitszustands, eine Heilbehandlung oder einen ärztlichen Eingriff bedarf der Genehmigung des Betreuungsgerichts, wenn die begründete Gefahr besteht, dass der Betreute aufgrund der Maßnahme stirbt oder einen schweren und länger andauernden gesundheitlichen Schaden erleidet. Ebenso bedarf die Nichteinwilligung oder der Widerruf der Einwilligung des Betreuers (sowie des Bevollmächtigten) in eine Untersuchung des Gesundheitszustands, eine Heilbehandlung oder einen ärztlichen Eingriff der Genehmigung des Betreuungsgerichts, wenn die Maßnahme medizinisch angezeigt ist und die begründete Gefahr besteht, dass der Betreute auf Grund des Unterbleibens oder des Abbruchs der Maßnahme stirbt oder einen schweren und länger dauernden gesundheitlichen Schaden erleidet. Die Genehmigung ist entbehrlich, wenn zwischen Betreuer (Bevollmächtigtem) und dem behandelndem Arzt Einvernehmen darüber besteht, dass die Erteilung, die Nichterteilung oder der Widerruf der Einwilligung dem festgestellten Willen des Betreuten entspricht (§ 1904 BGB).

---

[5] Die Fragen der Verbindlichkeit, der Ausgestaltung sowie der Notwendigkeit von Vorgaben für Patientenverfügungen wurden jahrelang rechtspolitisch diskutiert. Eine gesetzliche Regelung existiert nunmehr seit 1. September 2009 (BGBl. Nr. I Nr. 48, S. 2286). Die Regelungen der §§ 1901a ff. BGB regeln dabei nicht nur die Wirksamkeitsvoraussetzungen der Patientenverfügungen, sondern enthalten außerdem Auslegungsregelungen für die Ermittlung des mutmaßlichen Willens des Betroffenen sowie Vorgaben für das Zusammenwirken von Arzt und Betreuer/Bevollmächtigtem sowie Betreuungsgericht.

Patientenrechtegesetz

- Einwilligungsunfähige Patienten sollen stärker in das Behandlungsgeschehen einbezogen werden. Daher sollen auch sie – je nach ihrem Entwicklungsstand sowie ihren Verständigungsmöglichkeiten – im Regelfall über wesentliche Umstände der vorgesehenen Maßnahme in Kenntnis gesetzt werden, sofern dies nicht ihrem Wohl zuwiderläuft.

  Bundestags-Drucksache 17/11710 vom 28.11.2012, Beschlussempfehlung und Bericht des Ausschusses für Gesundheit a) zu dem Gesetzentwurf der Bundesregierung zum Entwurf eines Gesetzes zur Verbesserung der Rechte von Patientinnen und Patienten, B. Besonderer Teil, zu Artikel 1, zu § 630e Abs. 5, S. 29

Rechtsprechung

- Ein Einwilligungsunfähiger ist über das Ob und Wie einer Behandlung, der er unterzogen wird, grundsätzlich nicht im Unklaren zu lassen, auch wenn die Aufklärung eines Einwilligungsunfähigen nicht als Grundlage einer rechtfertigenden Einwilligung dienen kann. Eine den Verständnismöglichkeiten des Patienten entsprechende Information über die beabsichtigte Behandlung und ihre Wirkungen ist angezeigt.

  BVerfG, Beschluss vom 23. März 2011, Az: 2 BvR 882/09, NJW 2011, S. 2113

- Ist für einen Patienten ein Betreuer bestellt, so hat dieser dem Patientenwillen gegenüber Arzt und Pflegepersonal in eigener rechtlicher Verantwortung Ausdruck und Geltung zu verschaffen. Seine Einwilligung in eine ärztlicherseits angebotene lebenserhaltende oder -verlängernde Behandlung kann der Betreuer jedoch nur mit Zustimmung des Vormundschaftsgerichts wirksam verweigern.

  BGH, Beschluss vom 17. März 2003, Az: XII ZB 2/03, VersR 2003, S. 861

- Eine etwaige Verpflichtung eines Arztes, den Betreuer eines einwilligungsunfähigen Patienten darüber aufzuklären, dass ein Abbruch lebenserhaltender Maßnahmen in Betracht gezogen werden könnte, dient allein dem vom Betreuer wahrzunehmenden Selbstbestimmungsrecht des Patienten. Die Pflicht, die medizinische Indikation für lebenserhaltende Maßnahmen nicht fehlerhaft zu bejahen, hat den Zweck, zu verhindern, dass der Sterbeprozess unnötig belastet wird. Zweck der genannten Pflichten ist es hingegen nicht, wirtschaftliche Belastungen (vorliegend Behandlungs- und Pflegeaufwendungen), die mit dem Weiterleben und den dem Leben anhaftenden krankheitsbedingten Leiden verbunden sind, zu verhindern. Insbesondere dienen die Pflichten nicht dazu, den Erben das Vermögen des Patienten möglichst ungeschmälert zu erhalten.

  BGH, Urteil vom 2. April 2019, Az: VI ZR 13/18, NJW 2019, S. 1741

- Das Vormundschaftsgericht ist nur dann zu einer Entscheidung berufen, wenn der einen einwilligungsunfähigen Patienten behandelnde Arzt eine lebenserhaltende oder -verlängernde Maßnahme für medizinisch geboten oder vertretbar erachtet

Empfehlungen zur Aufklärung der Krankenhauspatienten

und sie deshalb „anbietet" und der Betreuer sich diesem Angebot verweigert. Verlangt der Betreuer in Übereinstimmung mit dem behandelnden Arzt, dass die künstliche Ernährung des betreuten einwilligungsunfähigen Patienten eingestellt wird, besteht kein die Kontrollzuständigkeit des Vormundschaftsgerichts auslösender Konflikt.

BGH, Beschluss vom 8. Juni 2006, Az: XII ZB 177/03, NJW 2005, S. 2385

- Eine gegen den natürlichen Willen eines Untergebrachten erfolgende Behandlung (Zwangsbehandlung) ist nicht zulässig. Daran ändert auch die Einwilligung des Betreuers nichts, die auch nicht durch das Betreuungsgericht genehmigungsfähig ist.

BGH, Beschlüsse vom 20. Juni 2012, Az: XII ZB 99/12 und XII ZB 130/12

- Eine Sterbehilfe durch Unterlassen, ein Begrenzen oder Beenden einer begonnenen medizinischen Behandlung (Behandlungsabbruch) sind gerechtfertigt, wenn dies dem tatsächlichen oder mutmaßlichen Patientenwillen entspricht (§ 1901a BGB) und dazu dient, einem ohne Behandlung zum Tode führenden Krankheitsprozess seinen Lauf zu lassen. Ein Behandlungsabbruch kann sowohl durch Unterlassen als auch durch aktives Tun vorgenommen werden.

BGH, Urteil vom 25. Juni 2010, Az: 2 StR 454/09, MedR 2011, S. 32

Hinweis:

Bei erwachsenen Menschen ist die Einwilligungsfähigkeit die Regel. Stellt ein Patient sie in Abrede, muss er sein Vorbringen beweisen, sofern die Gesamtschau der unstreitigen medizinischen Fakten die fehlende Einwilligungsfähigkeit nicht eindeutig indiziert.

Einen Erfahrungssatz, dass starke Schmerzen die Einwilligungsfähigkeit immer einschränken oder gar aufheben, gibt es nicht.

Auch der von starken Schmerzen gepeinigte Patient kann im Einzelfall noch derart aufnahmefähig und entscheidungsklar sein, dass er die ärztlichen Informationen bei der Aufklärung verstehen, selbständig verarbeiten und auf dieser Grundlage eine eigenverantwortliche Entscheidung treffen kann, ob er in den Eingriff einwilligt.

OLG Koblenz, Urteil vom 1. Juni 2014 und 1. Oktober 2014, Az: 5 U 463/14, NJW 2015, S. 79

16. Minderjährige Patienten

Bei minderjährigen Patienten sind Zustimmungsträger und Aufklärungsadressat grundsätzlich beide Eltern, die sich gegenseitig freiwillig, ausdrücklich oder durch formelle Funktionsteilung ermächtigen können, für den anderen Elternteil mit zu entscheiden, so dass es in solchen Fällen nur der Aufklärung und Zustimmung des ermächtigten Elternteils bedarf. Die Annahme einer solchen Ermächtigung liegt in der Regel für den Arzt dann nahe, wenn ein Elternteil mit dem Minderjährigen beim Arzt oder im Krankenhaus erscheint oder ihn dort anmeldet. Zur Reichweite hat der BGH in Orientierungsgrundsätzen drei Fallgruppen strukturiert:

a) In Fällen alltäglicher, leichter Erkrankungen oder Verletzungen der ärztlichen Behandlungsroutine kann der Arzt auf die Ermächtigung des erschienen Elternteils im Allgemeinen auch ohne Rückfrage vertrauen.

b) Bei erheblichen Erkrankungen oder Verletzungen mit nicht unbedeutenden Behandlungsrisiken bedarf es der Rückfrage beim erschienenen Elternteil, auf dessen Auskunft der Arzt sodann in der Regel vertrauen darf.

c) Bei schweren Erkrankungen, deren Therapie eingreifend und schwierig ist und im Risikoverwirklichungsfall für die Lebensführung des Minderjährigen mit schweren Beeinträchtigungen einhergehen kann, ist hingegen prinzipiell die Aufklärung und Zustimmung auch des anderen Elternteils erforderlich.

Minderjährige haben die Befugnis zur Einwilligung, wenn sie in der Lage sind, die Bedeutung und Tragweite des Eingriffs zu erfassen. Die Einwilligungsfähigkeit ist hier nicht gleichzusetzen mit der Geschäftsfähigkeit im Sinne des Bürgerlichen Rechts. Auch bei fehlender Geschäftsfähigkeit sind auch Kinder und Jugendliche in groben Zügen über den vorgesehenen Eingriff und dessen Verlauf zu informieren, wenn und soweit sie in der Lage sind, die ärztlichen Maßnahmen zu verstehen. Ist der Patient nahezu volljährig, darf ein ärztlicher Eingriff nicht gegen seinen Willen durchgeführt werden. Bei einer Meinungsverschiedenheit zwischen dem minderjährigen Patienten und den Personensorgeberechtigten sollte in einem gemeinsamen Gespräch der bestehende Dissens möglichst ausgeräumt werden; dem Minderjährigen kann bei nur relativ indizierten Eingriffen ein Vetorecht zustehen.

Geht es nicht um eine Meinungsverschiedenheit zwischen dem minderjährigen Patienten und den Personensorgeberechtigten, sondern um eine Meinungsverschiedenheit zwischen den Personensorgeberechtigten untereinander, die nicht ausgeräumt werden kann, muss eine familiengerichtliche (Eil-) Entscheidung eingeholt werden.

Empfehlungen zur Aufklärung der Krankenhauspatienten

Patientenrechtegesetz

- Minderjährige Patienten, die noch nicht oder nicht alleine in eine medizinische Behandlung einwilligen können, sollen stärker in das Behandlungsgeschehen einbezogen werden. Daher sollen auch sie – je nach ihrem Entwicklungsstand – im Regelfall über wesentliche Umstände der vorgesehenen Maßnahme in Kenntnis gesetzt werden, sofern dies nicht ihrem Wohl zuwiderläuft.
  Bundestags-Drucksache 17/11710 vom 28.11.2012, Beschlussempfehlung und Bericht des Ausschusses für Gesundheit a) zu dem Gesetzentwurf der Bundesregierung zum Entwurf eines Gesetzes zur Verbesserung der Rechte von Patientinnen und Patienten, B. Besonderer Teil, zu Artikel 1, zu § 630e Abs. 5, S. 29

Rechtsprechung

- Man wird im Allgemeinen davon ausgehen können, dass der mit dem Kind beim Arzt erschienene Elternteil ermächtigt ist, die Einwilligung in die ärztliche Behandlung für den abwesenden Elternteil mit zu erteilen, woraufhin der Arzt in Grenzen vertrauen darf, solange ihm keine entgegenstehenden Umstände bekannt sind.
  BGH, Urteil vom 15. Februar 2000, Az: VI ZR 48/99, NJW 2000, S. 1784

- Grundsätzlich ist das Aufklärungsgespräch mit den Eltern eines minderjährigen Patienten zu führen. Minderjährigen kann aber bei einem relativ indizierten Eingriff mit der Möglichkeit erheblicher Folgen für ihre Lebensgestaltung ein Vetorecht gegen die Einwilligung durch die gesetzlichen Vertreter zustehen, wenn sie über eine ausreichende Urteilsfähigkeit verfügen. Um von diesem Vetorecht Gebrauch machen zu können, sind auch minderjährige Patienten entsprechend aufzuklären, wobei allerdings der Arzt im Allgemeinen darauf vertrauen kann, dass die Aufklärung und Einwilligung der Eltern genügt.
  BGH, Urteil vom 10. Oktober 2006, Az: VI ZR 74/05, KH 2007, S. 873, NJW 2007, S. 217

- Bei einer radikalen Zirkumzision eines einwilligungsfähigen 16-jährigen bedarf es der Aufklärung sowie Einwilligung beider sorgeberechtigter Elternteile (sofern ihnen die elterliche Sorge gemeinsam zusteht) sowie auch der Einwilligung des Minderjährigen (sog. Co-Konsens). Dies folgte daraus, dass es sich bei der Zirkumzision nicht um einen lediglich geringfügigen Eingriff handelt, sondern um einen ärztlichen Eingriff schwererer Art mit nicht unbedeutenden Risiken.
  OLG Frankfurt a. M., Urteil vom 16. Juli 2019, Az: 8 U 228/17, GesR 2019, S. 714

- Haben sich die sorgeberechtigten Eltern präoperativ ausdrücklich gegen eine empfohlene Nierenentfernung anstelle einer Rekonstruktion des Nierenbecken-Harnleiterübergangs bei ihrem Kind (9 Jahre) ausgesprochen und stellt sich intraoperativ heraus, dass das angestrebte Operationsziel nicht erreicht werden kann, so bedarf es einer intraoperativen Aufklärung der Kindeseltern dahingehend, dass neben der sofortigen Nierenentfernung auch ein Abbruch der Operation mit einer

Ableitung des Harns nach außen für eine Übergangszeit möglich ist, in der dann eine Aufklärung, Beratung und Entscheidung in Bezug auf mögliche andere, aber riskante und schwierige Wege der Nierenerhaltung erfolgen kann.

OLG Hamm, Urteil vom 7. Dezember 2016, Az: 3 U 122/15, GesR 2017, S. 367

Empfehlungen zur Aufklärung der Krankenhauspatienten

17. Aufklärung fremdsprachiger Patienten / von Patienten mit Behinderung

Bei der Aufklärung fremdsprachiger Patienten ist in besonderer Weise darauf zu achten und sicherzustellen, dass der betreffende Patient die Erklärungen des Arztes nachvollziehen kann. Ist bei einem ausländischen Patienten nicht sicher, ob dieser die Erläuterungen versteht, muss der Arzt eine sprachkundige Person hinzuziehen. Dies können Angehörige des Patienten oder sprachkundige Angestellte des Krankenhauses sein.

Das Gleiche gilt für die Aufklärung von Patienten, die aufgrund einer Behinderung beim Sprachverständnis Defizite aufweisen, wie z.b. gehörlose Patienten. Hier ist ggf. ein Gebärdendolmetscher hinzuziehen.

Rechtsprechung

- Bei der Aufklärung eines ausländischen Patienten muss gewährleistet sein, dass dieser trotz Verständigungsschwierigkeiten ein allgemeines Bild von der Schwere und Richtung des konkreten Risikospektrums erhält.

  OLG München, Urteil vom 23. Juni 1994, Az: 1 U 7286/93, VersR 1995, S. 95

- Sofern der Arzt eine türkische Patientin, die nicht über hinreichende Deutschkenntnisse verfügt, aufgrund der Sprachsituation in einfachen Worten lediglich über die Art der Operation und deren Ziele aufklärt und nur allgemein darüber spricht, dass Komplikationen auftreten können, ist die Aufklärung nicht ausreichend. Auf die Möglichkeit einer zwar seltenen, aber immer wieder auftretenden und schwerwiegenden Komplikation der eingetretenen Art (Durchtrennung des ductus choledochus bei der Magenresektion) ist hinzuweisen.

  OLG Karlsruhe, Urteil vom 19. März 1997, Az: 13 U 42/96

- Der Arzt verstößt nicht gegen die Aufklärungspflicht, wenn er bei nicht ausreichend sprachkundigen ausländischen Patienten zur Aufklärung über das Risiko einer Operation Angehörige oder sprachkundige Angestellte der Klinik als Übersetzer hinzieht.

  OLG München, Urteil vom 26. November 1992, Az: 1 U 6976/91

- Die Hinzuziehung eines Übersetzers zum Aufklärungsgespräch kann nicht dadurch ersetzt werden, dass eine notwendige weiter(e)/(-führende) Aufklärung nach dem ärztlichen Aufklärungsgespräch durch einen Pfleger alleine durchgeführt wird. In einem solchen Fall ist die Information des Patienten nicht voll gewährleistet.

  OLG Karlsruhe, Urteil vom 19. März 1997, Az: 13 U 42/96

Teil II Leitsätze zum Aufklärungsgespräch

- Bei einem ausländischen Patienten muss der Arzt zum Aufklärungsgespräch eine sprachkundige Person hinzuziehen, wenn nicht ohne weiteres sicher ist, dass der Patient die deutsche Sprache so gut beherrscht, dass er die Erläuterungen des Arztes verstehen kann.
  OLG Düsseldorf, Urteil vom 12. Oktober 1989, Az: 8 U 60/88, VersR 1990, S. 852

- Die Aufklärung kann auch unter Zuhilfenahme einer im Krankenhaus beschäftigten Angestellten als Dolmetscherin durchgeführt werden, sofern diese in der Lage ist, dem Patienten die medizinische Situation vom Laienstandpunkt aus darzustellen.
  OLG Karlsruhe, Urteil vom 2. August 1995, Az: 13 U 44/94, VersR 1997, S. 241

- Eine grundsätzliche Verpflichtung des aufklärenden Arztes, sich mit ausländischen Patienten immer nur per Sprachmittler zu verständigen, besteht nicht.
  KG Berlin, Urteil vom 8. Mai 2008, Az: 20 U 202/06, Chefärzte Brief 2008, S. 10

- Bei ausländischen Patienten gehört es zu den Pflichten des Arztes, sich von deren Fähigkeiten, dem Aufklärungsgespräch folgen zu können, zu überzeugen. Beherrscht der Patient nach mehrjährigem Aufenthalt in Deutschland die Alltagssprache, so darf der Arzt seinem Eindruck, er sei verstanden worden, vertrauen.
  OLG Brandenburg, Urteil vom 10. Juni 1998, Az: 1 U 3/98, MedR 1998, S. 470

- Gibt ein ausländischer Patient, der offenbar der deutschen Sprache ausreichend mächtig ist, während des Aufklärungsgesprächs nicht zu erkennen, dass er die Aufklärung nicht verstanden hat, verlangt er auch nicht die Zuziehung eines Dolmetschers oder wenigstens eines deutsch sprechenden Familienangehörigen, so können die Ärzte davon ausgehen, dass die erteilte Einwilligung in den Eingriff wirksam ist. Sind Verständigungsschwierigkeiten jedoch nicht völlig in Abrede zu stellen, liegen die Voraussetzungen einer wirksamen Einwilligung im Zweifel nicht vor.
  OLG München, Urteil vom 14. Februar 2002, Az: 1 U 3495/01, VersR 2002, S. 717

- Wird ein Patient, der der deutschen Sprache kaum mächtig ist, über vorgesehene ärztliche Maßnahmen aufgeklärt und erfolgt die Übersetzung durch einen laienhaften Sprachmittler/Übersetzer (Familienangehörigen), muss der aufklärende Arzt in geeigneter Weise überprüfen, ob der übersetzende Familienangehörige seine Erläuterungen verstanden hat und ob dieser in der Lage ist, das Gespräch in die andere Sprache zu übersetzen. Hierzu muss der Arzt sich zumindest einen ungefähren Eindruck von den sprachlichen Fähigkeiten des Übersetzers verschaffen. Der Arzt sollte durch seine eigenen Beobachtungen feststellen, dass dem Patienten übersetzt werde; insbesondere aus der Länge des Übersetzungsvorgangs könne der Schluss gezogen werden, ob eine vollständige Übersetzung vorliege.
  OLG Köln, Urteil vom 9. Dezember 2015, Az: 5 U 184/14, GesR 2016, S. 518

Empfehlungen zur Aufklärung der Krankenhauspatienten

- Der Aufklärungspflichtige muss darlegen und notfalls beweisen, dass er ordnungsgemäß aufgeklärt hat, wozu gehört, dass der Aufgeklärte der Aufklärung auch sprachlich folgen konnte.
  KG Berlin, Urteil vom 8. Mai 2008, Az: 20 U 202/06, Chefärzte Brief 2008, S. 10, MedR 2009, S. 47, VersR 2008, S. 1649

- Im Übrigen gilt der Umstand, dass der Arzt notfalls einen Dolmetscher hinzuziehen muss, nicht nur für die Patientenaufklärung. Ohne Hinzuziehung eines Sprachmittlers kann der Arzt auch schon die für sein therapeutisches Vorgehen erforderliche Anamnese nicht vollständig erheben.
  KG Berlin, Urteil vom 8. Mai 2008, Az: 20 U 202/06, Chefärzte Brief 2008, S. 10, MedR 2009, S. 47, VersR 2008, S. 1649

Hinweis: Kosten für Dolmetscher/Gebärdendolmetscherleistungen

Während früher stets streitig war, wer für die Kosten des hinzugezogenen – für die Durchführung der Behandlung notwendigen – **fremdsprachlichen Dolmetschers** *aufkommen musste, ist dies seit Inkrafttreten des Patientenrechtegesetzes (Gesetz zur Verbesserung der Rechte von Patientinnen und Patienten vom 20. Februar 2013, BGBl. Nr. 9, S. 277) am 26. Februar 2013 geklärt. Die Gesetzesbegründung zu § 630e (Bundestags-Drucksache 17/10488 vom 15.08.2012, B. Besonderer Teil, Zu Artikel 1, Zu Nummer 4, Zu § 630e, abgedruckt im* **Anhang***) geht unmissverständlich davon aus, dass die diesbezüglich entstehenden Kosten* vom Patienten *zu tragen sind.*

Die Frage, wer die Kosten im Rahmen des Einsatzes eines **Gebärdendolmetschers** *zu tragen hat, war in der Vergangenheit höchst umstritten. Während die Krankenkassen die Auffassung vertreten hatten, dass diese Kosten bereits pauschal in den DRG-Fallpauschalen einkalkuliert seien, hat der Krankenhausbereich die Auffassung vertreten, dass die Krankenkassen diese Kosten gesondert tragen müssen. Durch das Gesetz für bessere und unabhängigere Prüfungen (MDK-Reformgesetz) vom 14.12.2019 (BGBl. 2019 Teil I Nr. 51, S. 2789) hat der Gesetzgeber nunmehr klare Regelungen getroffen.*

So ist in § 2 Absatz 2 Satz 3 KHEntgG die Neuregelung aufgenommen worden, dass „[…] bei der Krankenhausbehandlung von Menschen mit Hörbehinderung Leistungen der Dolmetscherassistenz zum Ausgleich der behinderungsbedingten Kommunikationsbeeinträchtigungen" nicht zu den Krankenhausleistungen nach § 2 Absatz 2 Satz 2 Nummer 2 KHEntgG gehören. Damit gilt für die Abrechnung der Kosten von Gebärdensprachdolmetscher, dass diese von den Krankenkassen und den Unternehmen der privaten Krankenversicherung *zu finanzieren sind. Die Leistungen werden aus den allgemeinen Krankenhausleistungen ausgegliedert und die Vergütung erfolgt eindeutig nicht mehr im Rahmen der Fallpauschalen. Vielmehr sind die Kosten unmittelbar zwischen den Gebärdensprachdolmetschern und den Krankenkassen / Unternehmen der privaten Krankenversicherung abzurechnen, ebenso wie dies derzeit schon im Rahmen der ambulanten Versorgung der Fall ist (Gesetzentwurf der*

Bundesregierung, Entwurf eines Gesetzes für bessere und unabhängigere Prüfungen (MDK-Reformgesetz), Art. 4, Nr. 1, S. 31; B. Besonderer Teil, Zu Artikel 4 (Änderung des Krankenhausentgeltgesetzes), Zu Nummer 1 (§ 2), S. 106; BT Drs. 19/14871 vom 06.11.19, Beschlussempfehlung und Bericht des Ausschusses für Gesundheit zu dem Gesetzentwurf der Bundesregierung, Drs. 19/13397, 19/13547, Art. 4 Nr. 1, S. 70). Eine gleichlautende Regelung ist in § 2 Absatz 2 Satz 3 BPflV aufgenommen worden. Damit findet bei der Inanspruchnahme von Krankenhausleistungen, unabhängig davon, ob somatische Krankenhäuser oder psychiatrische oder psychosomatische Einrichtungen die Leistungen erbringen, eine einheitliche Vorgehensweise für die Abrechnung der Kosten von Gebärdensprachdolmetscher statt (BT Drs. 19/14871 vom 06.11.19, Beschlussempfehlung und Bericht des Ausschusses für Gesundheit zu dem Gesetzentwurf der Bundesregierung, Drs. 19/13397, 19/13547, Art. 6 Nr. 1, S. 82).

Empfehlungen zur Aufklärung der Krankenhauspatienten

18. Entbehrlichkeit der Aufklärung und Aufklärungsverzicht

Der Aufklärung des Patienten bedarf es nicht, soweit diese ausnahmsweise aufgrund besonderer Umstände entbehrlich ist, insbesondere wenn die Maßnahme unaufschiebbar ist.

Im Einzelfall kann die Aufklärungspflicht auch dann entfallen, wenn der Patient über eigene Sachkenntnisse verfügt, die eine gesonderte Aufklärung entbehrlich machen.

Bereits aufgeklärte Patienten bedürfen keiner nochmaligen Aufklärung. Eine einmal sachgerecht erfolgte Aufklärung kann angesichts einer fortlaufenden Behandlung Dauerwirkung haben. Es handelt sich stets um eine Frage des Einzelfalles, ob eine vorangegangene Aufklärung ausreichend ist.

Gibt der Patient deutlich zu verstehen, dass er eine Aufklärung nicht wünscht, so kann diese unterbleiben. Im Rahmen eines solchen Aufklärungsverzichtes muss deutlich zu erkennen sein, dass der Patient seinem Arzt alles vertrauensvoll überlässt. Ein wirksamer Aufklärungsverzicht liegt nur dann vor, wenn der Arzt davon überzeugt ist, dass sich der Patient der Bedeutung des Verzichts bewusst ist. Ein Aufklärungsverzicht ist in jedem Fall zu dokumentieren. Aus der Tatsache, dass der Patient keine Fragen stellt, kann nicht auf einen Aufklärungsverzicht geschlossen werden.

Patientenrechtegesetz

- Duldet eine Maßnahme keinen Aufschub und drohen andernfalls erhebliche Gefahren für die Gesundheit des Patienten, kann die Aufklärungspflicht im Einzelfall gemindert sein oder auch ganz wegfallen.

  Die Aufklärung kann auch entbehrlich sein, soweit ihr erhebliche therapeutische Gründe entgegenstehen. Da das Selbstbestimmungsrecht des Patienten aber nur unter engen Voraussetzungen eingeschränkt werden darf, sind die Anforderungen an diese therapeutischen Gründe sehr streng.

  Bundestags-Drucksache 17/10488 vom 15.08.2012, Gesetzentwurf der Bundesregierung zum Entwurf eines Gesetzes zur Verbesserung der Rechte von Patientinnen und Patienten, B. Besonderer Teil, zu Artikel 1, zu Nummer 4, zu § 630e, S. 25

Rechtsprechung

- Vor Durchführung weiterer gleichartiger ärztlicher Behandlungsmaßnahmen (Injektionen im Bereich der Wirbelsäule und Schulter) bedarf ein Patient keiner erneuten Aufklärung über die hiermit verbundenen Risiken, wenn er bereits zu einem früheren Zeitpunkt aufgeklärt worden ist und diese Aufklärung noch fortwirkt. Eine Fortwirkung der zu einem früheren Zeitpunkt erfolgten Aufklärung kommt auch dann in Betracht, wenn diese über 10 Jahre zurückliegt und der Patient sich in der Zwischenzeit immer wieder gleichartigen Eingriffen (insgesamt mehr als 130 Injektionen) unterzogen hat und sich für ihn die Aufklärung über damit verbundene Risiken immer wieder neu ins Bewusstsein gebracht hat.

  OLG Köln, Beschluss vom 21. Juli 2003, Az: 5 U 75/03, MedR 2004, S. 567

- In der Regel ist davon auszugehen, dass eine Vielzahl von Patienten bei einer Zeitdauer von mehr als einem Jahr zwischen einer gleichartigen Voroperation und einem erneuten Eingriff den Inhalt der Aufklärung vergessen haben wird, so dass es einer weiteren Unterrichtung und Belehrung über mögliche Komplikationen bedarf. Jedoch ist über die Risiken einer intraarteriellen Angiographie mit Stent-Einlage nicht aufzuklären, wenn sie dem Pateinten vorbekannt waren, weil innerhalb eines überschaubaren Zeitraums (hier: ca. zwei Jahre) bereits zweimal nach vorheriger Risikoaufklärung gleichartige Eingriffe bei ihm vorgenommen worden waren.

  Anmerkung: Vorliegend war der Patient Krankenpfleger, allerdings tätig in der Neurologie.

  OLG Köln, Beschluss vom 30. April 2012, Az: 5 U 246/11, GesR 2012, S. 684

- Eine frühere Schilddrüsenoperation und die dabei erlittene rechtsseitige Stimmbandlähmung machen gegenüber dem vor einer erneuten Schilddrüsenoperation stehenden Patienten eine Aufklärung nicht entbehrlich, da das Verletzungsrisiko infolge der Voroperation höher liegt als bei der Erstoperation und da die Folgen einer beidseitigen Stimmbandlähmung schwerwiegender sein können als die bereits vorhandenen Beeinträchtigungen.

  OLG München, Urteil vom 23. Februar 2012, Az: 1 U 2781/11, KH 2013, S. 518

- Ein jahrzehntelang als Unfallchirurg tätiger Arzt muss als Patient nicht über die Gefahr eines Lagerungsschadens aufgeklärt werden, da er diese Gefahr aus seinem Berufsalltag kennt.

  OLG Koblenz, Urteil vom 22. Oktober 2009, Az: 5 U 662/08, KRS III, 09.067

Empfehlungen zur Aufklärung der Krankenhauspatienten

- Auch ein fachlich gebildeter Patient ist aufzuklären, es sei denn, es liegt auf der Hand oder es ist dem aufklärungspflichtigen Arzt bekannt, dass der Patient die Kenntnisse besitzt.

  Anmerkung: Vorliegend war der Patient Arzt im Praktikum in einer anderen Fachrichtung; es konnte nicht unterstellt werden, dass er seine besondere Krankheitssituation fachlich richtig beurteilt.

  OLG Frankfurt, Urteil vom 12. März 2009, Az: 15 U 18/08, MedR 2009, S. 532

- Bei der Aufklärung vor einer Operation eines Hydrozelenrezidivs über die Behandlungsalternativen (Hodenschnitt/Leistenschnitt) muss ein Patient, der als allgemein praktizierender Arzt tätig war, nicht ohne gesonderte Nachfragen darauf hingewiesen werden, dass der Leistenschnitt das zusätzliche Risiko der Verletzung oberflächlicher Hautnerven beinhaltet, da der aufklärende Arzt davon ausgehen darf, dass dieses mit nahezu jedem Eingriff verbundene Risiko dem Patienten bekannt ist.

  OLG Köln, Beschluss vom 18. Juli 2011, Az: 5 U 56/11, VersR 2012, S. 494

- Es wird zwar Fälle geben, in denen der Patient unter allen Umständen von seinen Leiden befreit sein will und deutlich zu erkennen gibt, dass er alles vertrauensvoll seinem Arzt überlässt. In einem solchen Fall mag es gerechtfertigt sein, dass der Arzt entsprechend dem erkennbaren Wunsche des Patienten von einer näheren Aufklärung absieht. Dies kann aber nicht als Regel gelten, denn in vielen, wenn nicht gar den meisten Fällen will der Kranke sich ein Bild von seiner Lage machen, also auch über die Aussichten und die Risiken der geplanten Operation oder eines anderen ärztlichen Eingriffs unterrichtet sein und selbst entscheiden, ob der Eingriff durchgeführt wird.

  BGH, Urteil vom 9. Dezember 1958, Az: VI ZR 203/57, BGHZ 29, S. 46

Teil III Organisatorische Maßnahmen des Krankenhausträgers

Während bei dem Vorwurf eines Behandlungsfehlers dem Patienten der Beweis eines schuldhaften Fehlverhaltens des Arztes bzw. Krankenhausträgers obliegt, tritt im Fall des Vorwurfs eines Aufklärungsfehlers eine Beweislastumkehr ein, so dass den Arzt die Darlegungs- und Beweislast für eine ordnungsgemäße Aufklärung trifft. Aus diesem Grund ist eine hinreichende Organisation und Dokumentation der Aufklärungspraxis im Krankenhaus unverzichtbar. Diese sollte sich an den folgenden Grundsätzen orientieren:

1. Der Krankenhausträger hat als Vertragspartner des Patienten für die Erfüllung der Aufklärungspflichten einzustehen. Er muss die leitenden Ärzte über Zeit, Umfang und Inhalt der Aufklärung unterrichten. Zur Sicherstellung einer ordnungsgemäßen Aufklärung muss der Krankenhausträger detailliert Anweisungen, Informationen und Kontrollen vornehmen und dokumentieren, um eine ausreichende Aufklärung des Patienten zu gewährleisten.

2. Zur Vermeidung eines Organisationsverschuldens sollte der Krankenhausträger die erforderlichen organisatorischen und strukturellen Voraussetzungen für die ordnungsgemäße Erfüllung der Aufklärungspflichten sicherstellen; darüber hinaus sollte er eine Dienstanweisung über die bei der Durchführung einer Aufklärung zu beachtenden Grundsätze erlassen. Die Erstellung der Dienstanweisung kann sich an den unter Teil II im Fettdruck hervorgehobenen Leitsätzen zum Aufklärungsgespräch orientieren.

3. Bei Erlass einer Dienstanweisung zur Durchführung der ärztlichen Aufklärung hat der Krankenhausträger auch die Befolgung der Dienstanweisung zu überwachen und in regelmäßigen Abständen zu überprüfen.

4. Der ärztliche Leiter ist dem Krankenhausträger gegenüber verantwortlich, dass in Zusammenarbeit mit den leitenden Ärzten (Chefärzte und Belegärzte) des Krankenhauses sichergestellt wird, dass alle im Krankenhaus tätigen Ärzte über die ihnen im Zusammenhang mit der Aufklärung auferlegten Pflichten unterrichtet sind.

5. Der ärztliche Leiter hat zusammen mit den leitenden Ärzten der Krankenhausabteilungen festzulegen, in welcher Abteilung die Aufklärung über Untersuchungs- und Behandlungsmaßnahmen durchzuführen ist, wenn sich ein Patient gleichzeitig oder nacheinander in der Behandlung mehrerer Abteilung befindet, sofern nicht ohnehin in jedem Fach eine gesonderte Aufklärung erfolgen muss.

Empfehlungen zur Aufklärung der Krankenhauspatienten

6. Die Sicherstellung der organisatorischen Umsetzung und ordnungsgemäßen Durchführung der Aufklärung in den einzelnen Abteilungen obliegt dem leitenden Abteilungsarzt. Dieser hat insbesondere festzulegen, welcher Arzt die Aufklärung durchzuführen hat.

7. Unabhängig von den Ziffern 5 und 6 hat sich jeder Arzt, der nicht selbst aufklärt, davon zu überzeugen, dass eine ordnungsgemäße Aufklärung stattgefunden hat.

8. Der leitende Abteilungsarzt hat sicherzustellen, dass die Tatsache der Aufklärung, ihr Zeitpunkt sowie der wesentliche Inhalt des Aufklärungsgesprächs ordnungsgemäß dokumentiert und in der Krankengeschichte vermerkt sind. Die Dokumentation ist vom jeweils aufklärenden Arzt zu datieren und (ggf. auch elektronisch) zu unterzeichnen.

9. Hinsichtlich der Dokumentation einer Aufklärung genügt nicht immer nur der Vermerk, dass diese stattgefunden hat, vielmehr sollte sie dringend auch den wesentlichen Inhalt der Aufklärung, die dabei gegebenen Hinweise, Ratschläge und die anschließende Entscheidung des Patienten umfassen.

10. Der Patient muss zur Beweissicherung in einer schriftlichen Erklärung durch Unterschrift die erfolgte Aufklärung und den wesentlichen Inhalt der Aufklärung bestätigen. Das Aufklärungsgespräch kann nicht durch eine formularmäßige Einwilligungserklärung des Patienten ersetzt werden.

11. Ist eine präoperative Aufklärung wegen der Notfallbehandlung oder Unansprechbarkeit des schwer verunfallten Patienten nicht möglich, wandelt sich die Aufklärungsverpflichtung des Arztes gegenüber dem Patienten jedenfalls bei für den Patienten und dessen Kontaktpersonen lebensgefährlichen Risiken (z.B. Möglichkeit einer HIV-Infektion) zu einer Pflicht zur alsbaldigen nachträglichen Selbstbestimmungs- und Sicherungsaufklärung. Auch der Ehepartner oder der ständige Lebensgefährte des Patienten sind in den Schutzbereich der Pflicht zur nachträglichen Sicherungsaufklärung über die Gefahr einer transfusionsassoziierten HIV-Infektion einbezogen.

Anhang

Gesetzentwurf der Bundesregierung BT-Drs 17/10488
15.08.2012

Entwurf eines Gesetzes zur Verbesserung der Rechte von Patientinnen und Patienten (Patientenrechtegesetz)

– Auszug –

Begründung

Zu § 630e (Aufklärungspflichten)

Die Vorschrift soll die Pflicht des Behandelnden zur sogenannten Eingriffs- und Risikoaufklärung (Selbstbestimmungsaufklärung) festschreiben und zeichnet die hierzu bestehende gefestigte Rechtsprechung nach. Der Anspruch des Patienten gegen seinen Behandelnden auf eine angemessene Aufklärung über die Tragweite, die Chancen und die Gefahren der medizinischen Maßnahme, in die er einwilligen soll, ist Ausfluss seines Selbstbestimmungsrechts über seine Person (BGH VersR 1959, 153 ff.). Die Aufklärung soll aber nicht medizinisches Detailwissen vermitteln, sondern dem Patienten die Schwere und Tragweite eines etwaigen Eingriffs verdeutlichen, so dass er eine ausreichende Entscheidungsgrundlage für die Ausübung seines Selbstbestimmungsrechts erhält. Allgemein gilt, dass sich die Art und Weise sowie Umfang und Intensität der Aufklärung nach der jeweiligen konkreten Behandlungssituation richten.

Gemäß Absatz 1 besteht die Pflicht zur Aufklärung primär gegenüber dem Patienten, der in die Durchführung der medizinischen Maßnahme einwilligt. Erforderlich ist, dass der Behandelnde den Patienten über sämtliche für die Einwilligung wesentlichen Umstände aufklärt. Absatz 1 Satz 2 listet exemplarisch die aufklärungsbedürftigen Umstände für den Regelfall auf. Demnach ist der Patient im Regelfall insbesondere über Art, Umfang, Durchführung, zu erwartende Folgen und spezifische Risiken der Maßnahme, die Notwendigkeit, Dringlichkeit und Eignung der Maßnahme zur Diagnose oder zur Therapie und über die Erfolgsaussichten der Maßnahme im Hinblick auf die Diagnose oder Therapie aufzuklären. Der Katalog ist nicht abschließend; im Einzelfall kann es erforderlich sein, über weitere Umstände aufzuklären.

Gemäß Absatz 1 Satz 3 ist der Patient auch über bestehende Alternativen zur Maßnahme aufzuklären, wenn mehrere medizinisch gleichermaßen indizierte und übliche Methoden zu wesentlich unterschiedlichen Belastungen, Risiken oder Heilungschancen führen können. Zwar folgt aus dem Grundsatz der Therapiefreiheit das Recht des

Empfehlungen zur Aufklärung der Krankenhauspatienten

Behandelnden, die konkrete Methode zur Behandlung nach pflichtgemäßem Ermessen frei zu wählen. Er ist insoweit nur an die jeweils geltenden fachlichen Standards nach § 630a Absatz 2 gebunden. Gleichwohl gebietet das Selbstbestimmungsrecht des Patienten, diesem als Subjekt der Behandlung die Wahl zwischen mehreren in Betracht kommenden Alternativen zu überlassen (BGH NJW 2005, 1718 ff.). Über therapeutische Verfahren, die sich erst in der Erprobung befinden und damit noch nicht zum medizinischen Standard rechnen, muss der Behandelnde den Patienten allerdings nicht ungefragt aufklären, selbst wenn sie an sich als Therapiealternativen in Betracht kämen.

Absatz 2 Satz 1 regelt die formellen Anforderungen an eine ordnungsgemäße Aufklärung. Die Aufklärung hat mündlich zu erfolgen (Nummer 1). Dem Patienten soll die Möglichkeit eröffnet werden, in einem persönlichen Gespräch mit dem Behandelnden gegebenenfalls auch Rückfragen zu stellen, so dass die Aufklärung nicht auf einen lediglich formalen Merkposten innerhalb eines Aufklärungsbogens reduziert wird. In Übereinstimmung mit der Rechtsprechung des Bundesgerichtshofs kann die Aufklärung in einfach gelagerten Fällen auch fernmündlich erfolgen (BGH v. 15.06.2010, Az: VI ZR 204, 2009). Lediglich ergänzend kann auch auf Unterlagen Bezug genommen werden, die der Einwilligende in Textform erhalten hat. Weiterhin legt Nummer 1 die Person des Aufklärenden fest. Primär hat derjenige, der die Maßnahme durchführt, selbst den Patienten aufzuklären. Daneben soll es aber auch möglich sein, die Aufklärung durch eine andere Person vornehmen zu lassen, allerdings vorausgesetzt, sie verfügt über die zur sachgerechten Aufklärung notwendige Befähigung und damit über die für die Durchführung der Maßnahme adäquate fachliche Qualifikation. Folglich muss beispielsweise der Arzt, der einen operativen Eingriff durchführt, nicht mit der Person des Aufklärenden identisch sein. Die aufklärende Person muss allerdings die notwendige Befähigung und Qualifikation zur Durchführung der Operation besitzen. Dies hat zur Folge, dass die Aufklärung für gesonderte Maßnahmen unter Umständen jeweils gesondert erfolgen muss. So hat etwa der Operateur über die Risiken der Operation einschließlich des mit der Operation verbundenen Risikos und ein Anästhesist über die Risiken der Narkose aufzuklären.

Absatz 2 Satz 1 Nummer 2 soll die zeitlichen Anforderungen, die die Rechtsprechung an die Aufklärung stellt, festlegen. Der Patient muss rechtzeitig vor dem Beginn der beabsichtigten Maßnahme über deren Erfolgsaussichten und Risiken aufgeklärt werden, damit er durch eine eingehende Abwägung der für und gegen die Maßnahme sprechenden Gründe seine Entscheidungsfreiheit und damit sein Selbstbestimmungsrecht in angemessener Weise wahren kann (BGH NJW 1994, 3010). Bestimmte Fristen für die Zeit zwischen der Aufklärung und der Einwilligung lassen sich nicht pauschal festlegen. Es können viele verschiedene Aspekte zu berücksichtigen sein, die im jeweiligen Einzelfall zu sehr unterschiedlichen Fristen führen können, die zwischen Aufklärung, Einwilligung und Beginn der Maßnahme liegen sollten. Bei operativen Eingriffen wird es regelmäßig ausreichen, wenn die Aufklärung am Vortag des Eingriffs erfolgt. Ist der Eingriff hingegen eilig, kann die Bedenkfrist im Einzelfall verkürzt sein, um einen Eingriff noch am gleichen Tage zuzulassen. Wenn allerdings zwischen dem Beginn der Aufklärung und der Einleitung der Narkose etwa nur eine halbe Stunde liegt, kann im Regelfall nicht angenommen werden, dass dem Patienten ausreiche Zeit für seine Entscheidung eingeräumt wurde.

Gemäß Absatz 2 Satz 1 Nummer 3 muss die Aufklärung für den Patienten verständlich sein. Die Anforderungen an die Verständlichkeit sind empfängerorientiert. Verständlich heißt, dass die Aufklärung für den Patienten sprachlich verständlich sein muss. Sie darf in der Regel nicht in einer übermäßigen Fachsprache des Behandelnden erfolgen. Bei einem Patienten, der den Inhalt der Aufklärung nach seinem körperlichen, geistigen oder seelischen Zustand nur schwer nachvollziehen kann, muss die Aufklärung in leichter Sprache erfolgen und gegebenenfalls wiederholt werden. Bei Patienten, die nach eigenen Angaben oder nach der Überzeugung des Behandelnden der deutschen Sprache nicht hinreichend mächtig sind, hat die Aufklärung in einer Sprache zu erfolgen, die der Patient versteht. Erforderlichenfalls ist eine sprachkundige Person oder ein Dolmetscher auf Kosten des Patienten hinzuzuziehen. Im Falle eines hörbehinderten Patienten bedarf es – insbesondere auch im Lichte der UN-Behindertenrechtskonvention – unter Umständen der Einschaltung eines Gebärdendolmetschers. Die Regelung in § 17 Absatz 2 SGB I hinsichtlich der Kostentragungspflicht der für die Sozialleistung zuständigen Leistungsträger bleibt unberührt. Die Pflicht zur verständlichen Aufklärung gebietet im Regelfall auch eine möglichst schonende Aufklärung. Dies gilt insbesondere für medizinisch dringend notwendige Eingriffe, auf die der Patient möglichst behutsam vorbereitet werden soll. Anders stellt sich die Rechtslage hingegen für kosmetische Behandlungen dar, die nicht der Heilung eines körperlichen Leidens, sondern einem ästhetischen Bedürfnis dienen. Der Patient muss in diesen Fällen umfassend darüber unterrichtet werden, welche Verbesserungen er günstigenfalls erwarten kann. Zugleich müssen ihm hier etwaige Risiken deutlich und schonungslos vor Augen geführt werden, damit er genau abwägen kann, ob er einen etwaigen Misserfolg der Maßnahme und etwaige Entstellungen oder gesundheitliche Beeinträchtigungen in Kauf nehmen will, selbst wenn diese auch nur entfernt als eine Folge der Maßnahme in Betracht kommen.

Wenn der Patient im Zusammenhang mit der Aufklärung oder Einwilligung Unterlagen unterzeichnet hat, so sind ihm davon gemäß Absatz 2 Satz 2 Abschriften (z.B. in Form einer Durchschrift oder Kopie) auszuhändigen.

Absatz 3 legt in Anlehnung an § 630c Absatz 4 fest, unter welchen Voraussetzungen es der Aufklärung ausnahmsweise nicht bedarf. Dies ist dann der Fall, soweit die Aufklärung ausnahmsweise aufgrund besonderer Umstände entbehrlich ist. Duldet die Maßnahme etwa keinen Aufschub und drohen andernfalls erhebliche Gefahren für die Gesundheit des Patienten, kann die Aufklärungspflicht im Einzelfall gemindert sein oder auch ganz wegfallen. Auch kann der Patient auf die Aufklärung ausdrücklich verzichten; insoweit gelten die zu § 630c Absatz 4 bereits dargestellten Maßstäbe. Die Aufzählung in Absatz 3 ist – im Gleichlauf zu § 630c Absatz 4 – nicht abschließend. Die Aufklärung kann z. B. entbehrlich sein, soweit ihr erhebliche therapeutische Gründe entgegenstehen. Da das Selbstbestimmungsrecht des Patienten aber nur unter engen Voraussetzungen eingeschränkt werden darf, sind die Anforderungen an

Empfehlungen zur Aufklärung der Krankenhauspatienten

diese therapeutischen Gründe sehr streng. Dem Gebot einer schonenden Aufklärung entsprechend ist dem Patienten primär eine möglichst ausgewogene Entscheidungsgrundlage zu eröffnen. Von dieser Aufklärung ist in Ausnahmefällen allerdings dann abzusehen, soweit die Aufklärung das Leben oder die Gesundheit des Patienten ernstlich gefährdete (BGHZ 90, 103, 109 f.). Birgt die Aufklärung eines Patienten das Risiko einer erheblichen (Selbst-) Gefährdung in sich, so kann bzw. muss der Behandelnde aus therapeutischen Gründen ausnahmsweise von der Aufklärung Abstand nehmen beziehungsweise den Umfang der Aufklärung einschränken. Allerdings rechtfertigt allein der Umstand, dass der Patient nach der Aufklärung vielleicht eine medizinisch unvernünftige Entscheidung treffen könnte, noch keine Einschränkung oder gar den Wegfall der Aufklärungspflicht (BGH VersR 1980, 429). Schließlich kann die Aufklärungspflicht im Einzelfall auch dann entfallen, wenn der Patient über eigene Sachkenntnisse verfügt, die eine gesonderte Aufklärung entbehrlich machen. Insoweit gelten wiederum die zu § 630c Absatz 4 dargestellten Maßstäbe.

Absatz 4 soll schließlich die Aufklärungspflichten des Behandelnden für den Fall regeln, dass der Patient einwilligungsunfähig und an seiner Stelle eine andere Person nach § 630d Absatz 1 Satz 2 zur Einwilligung berechtigt ist. In diesem Fall ist diese Person nach Maßgabe der Absätze 1 und 2 aufzuklären. Die Ausnahmetatbestände des Absatzes 3 dürften im Regelfall nur eingreifen, soweit die Behandlung unaufschiebbar ist oder der zur Einwilligung Berechtigte aufgrund seiner eigenen Fachkenntnisse keiner Aufklärung bedarf. Demgegenüber dürften therapeutische Gründe, die in der Person des Patienten liegen, für die Aufklärung eines zur Einwilligung Berechtigten regelmäßig irrelevant sein. Einem zur Einwilligung Berechtigten sollte es ferner nicht möglich sein, gemäß Absatz 3 auf die Aufklärung über den Eingriff in die Rechtsgüter des Patienten zu verzichten.

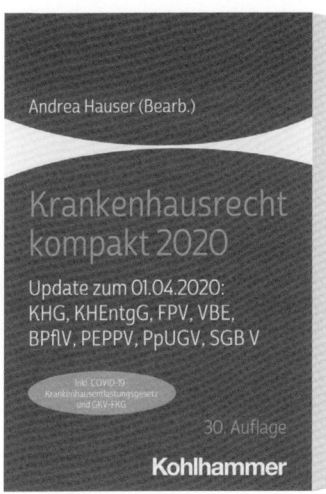

30. Auflage 2020
1.020 Seiten. Kart.
€ 49,–
ISBN 978-3-17-039395-0

Die Ausgabe „Krankenhausrecht kompakt 2020 – Update zum 01.04.2020" enthält die wichtigsten Gesetze und Verordnungen des Krankenhauswesens mit speziellem Fokus auf die Krankenhausfinanzierung. Die unterjährige Neuauflage berücksichtigt sämtliche Änderungen, die bis zum 31. März 2020 im Bundesgesetzblatt veröffentlicht worden sind, somit u. a. alle Änderungen, die sich aus dem COVID-19-Krankenhausentlastungsgesetz vom 27.03.2020 sowie aus dem Fairer-Kassenwettbewerb-Gesetz vom 31.03.2020 insbesondere im SGB V, aber auch im KHG, KHEntgG und in der BPflV ergeben haben.

Auch als E-Book erhältlich.
Leseproben und weitere Informationen: www.kohlhammer.de

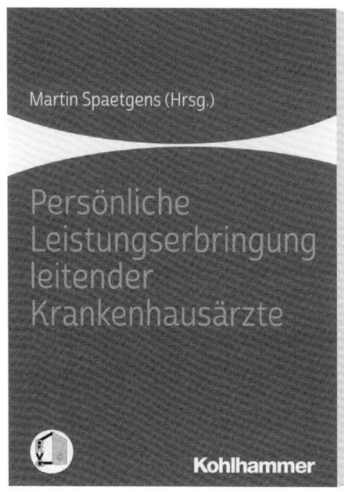

Martin Spaetgens (Hrsg.)

Persönliche Leistungserbringung leitender Krankenhausärzte

2019. XII, 241 Seiten mit 19 Abb. Kart.
€ 59,–
ISBN 978-3-17-038273-2

Dem leitenden Krankenhausarzt obliegen neben der Führung und der fachlichen Leitung seiner Abteilung eine Reihe von Dienstaufgaben, deren Erfüllung ein persönliches Tätigwerden verlangen.
Das Buch erläutert neben den Grundsätzen insbesondere der Abrechnung privatärztlicher ambulanter (Chefarztambulanz) und stationärer Leistungen (Wahlleistungen) auch die vertragsärztlichen Besonderheiten (Ermächtigung) sowie haftungs- und strafrechtliche Gesichtspunkte, die aus dem Gebot der persönlichen Leistungserbringung resultieren.

Auch als E-Book erhältlich.
Leseproben und weitere Informationen: **www.kohlhammer.de**